Erkennung und Begutachtung der Unfallkrankheiten der inneren Organe und des Nervensystems

Ein Leitfaden für Studierende und Ärzte

von

Prof. Dr. Hugo Stursberg
in Bonn

BONN 1922
A. Marcus & E. Webers Verlag (Dr. jur. Albert Ahn)

Otto Wigand'sche Buchdruckerei G. m. b. H., Leipzig

Vorwort.

Die soziale Gesetzgebung, die Ausdehnung der Haftpflicht, die ungeheure Zahl der Kriegsverletzungen usw. haben dazu geführt, daß sich jeder Arzt mehr oder weniger häufig mit der Beurteilung und Begutachtung von Unfallfolgen beschäftigen muß. Ihm diese Tätigkeit auf dem besonders schwierigen Gebiet der inneren Medizin und der Nervenheilkunde zu erleichtern und ihn auf diejenigen Punkte hinzuweisen, die bei der Beurteilung der Beziehungen zwischen Unfällen und inneren Leiden zu beachten sind, ist der Zweck des vorliegenden Leitfadens. Er soll gleichzeitig dem Studierenden ermöglichen, sich kurz über diese Dinge zu unterrichten. Damit ist bereits gesagt, daß er die ausführlichen, mit Literaturnachweisen versehenen Handbücher der Unfallheilkunde nicht ersetzen will, ich hoffe aber, daß die Darstellung des Stoffes dem Praktiker für die Bearbeitung der weitaus größten Zahl seiner Fälle hinreichende Grundlagen bietet. Sie stützt sich auf die Erfahrungen, die ich unter Leitung meines hochverehrten Lehrers Friedrich Schultze sammeln konnte, der schon bald nach dem Inkrafttreten der Unfallgesetzgebung deren große Bedeutung für den Arzt erkannte und sich deshalb der mühevollen und nicht immer angenehmen Aufgabe des Obergutachters in bedeutendem Umfange unterzog.

In kürzerer Form ist die vorliegende Arbeit bereits 1913 in der zweiten Auflage des von P. Krause im Verlag von Fischer-Jena herausgegebenen „Lehrbuchs der klinischen Diagnostik innerer Krankheiten“ erschienen. Sie mußte mit einem anderen Kapitel in der beabsichtigten dritten Auflage fortfallen, da der Verleger eine sehr erhebliche Verkleinerung des Umfanges des Lehrbuches verlangte, die sich allein durch Kürzungen nicht erzielen ließ. Die Wichtigkeit des Gegenstandes schien mir die Drucklegung als Einzelarbeit in erweitertem Umfange zu rechtfertigen.

Bonn, im Juni 1922.

H. Stursberg.

Inhaltsübersicht.

Vorbemerkungen.

Das zu besprechende Gebiet umfaßt eine große Anzahl von Fragen, deren endgültige wissenschaftliche Klärung zum Teil noch aussteht. Gleichwohl ist der Gutachter nicht selten genötigt, sie soweit als möglich zu beantworten. Er muß sich aber stets darüber klar sein, ob sich seine Darlegungen auf derartige unentschiedene Fragen beziehen oder ob er sich auf dem Boden gesicherter Tatsachen bewegt. Nur im letzteren Falle darf sein Urteil bestimmt lauten. Im ersteren wird er sich darauf beschränken, das Für und Wider zu erörtern und sich über die mehr oder weniger große Wahrscheinlichkeit eines Zusammenhanges zu äußern. Er darf sich bei ganz unklaren Fällen, z. B. bei Erkrankungen, über deren Ursachen überhaupt noch nichts bekannt ist, auch nicht scheuen, die Unmöglichkeit einer Entscheidung vom wissenschaftlichen Standpunkte aus zuzugeben, dem Juristen überlassend, wie er von s e i n e m Standpunkte aus die vorgetragenen Tatsachen bewerten will. Die Reichsunfallversicherung trägt der für den Gutachter in derartigen Fällen bestehenden Schwierigkeit insofern Rechnung, als sie eine Erkrankung schon dann als Unfallfolge entschädigt, wenn die überwiegende Wahrscheinlichkeit eines ursächlichen Zusammenhanges anzuerkennen ist.

Einige Bemerkungen über den **Begriff des Unfalles und der Unfallfolgen** sind zum Verständnis der folgenden Ausführungen erforderlich.

Im Sinne der Reichsversicherungsordnung haben wir unter **„Unfall“** „eine körperliche Schädigung eines Menschen zu verstehen, die auf ein plötzliches oder wenigstens zeitlich genau bestimmbares, von ihm nicht beabsichtigtes Ereignis zurückzuführen ist“. Etwas abweichend hiervon pflegt der Sprachgebrauch des gewöhnlichen Lebens das Ereignis, welches die Schädigung herbeiführt, als „Unfall“ zu bezeichnen, wie dies auch im folgenden geschehen wird.

Unter den Begriff des Unfalles fallen demnach nicht nur mechanische Schädigungen, sondern auch andere schädliche

Einwirkungen der mannigfachsten Art, wie akute Vergiftungen, z. B. durch Gase, Schädigungen durch Kälte oder Hitze usw., sofern sie sich nur in einem verhältnismäßig kurzen Zeitraum abspielen. Auch Überanstrengung gilt als Unfall, wenn die Arbeit, bei der sie eintrat, über das Maß des im Betriebe üblichen hinausging, und endlich sind auch Schädigungen durch plötzliche seelische Einwirkungen, z. B. Schrecken oder Angst im Augenblicke einer drohenden Gefahr, hierherzurechnen.

Voraussetzung für die Entschädigungspflicht auf Grund des Versicherungsgesetzes ist das Vorliegen eines **Betriebsunfalles,** d. h. einer Schädigung, die während der Arbeit oder doch im ursächlichen Zusammenhang mit ihr, also z. B. auf dem Wege zur Arbeitsstelle, eintritt. Ob diese Bedingung erfüllt ist, entscheidet in den meisten Fällen die Behörde, und der Arzt wird nur selten in die Lage kommen, sich darüber zu äußern.

Von den durch Betriebsunfall entstandenen Erkrankungen sind scharf zu trennen die sog. **Gewerbekrankheiten,** die zwar auch Folgen von Schädigungen bei der Arbeit sind, aber nicht durch ein einmaliges, plötzliches Ereignis, sondern durch längere Zeit einwirkende Gesundheitsschädigungen entstehen. Derartige Erkrankungen, zu denen z. B. Lungenleiden durch Staubeinatmung, Bleivergiftungen durch Arbeit in Bleiweißfabriken usw. gehören, sind nach den deutschen Gesetzen nicht entschädigungspflichtig.

Die Entscheidung, ob ein Leiden als Unfallfolge oder Gewerbekrankheit aufzufassen ist, kann gelegentlich Schwierigkeiten bereiten, z. B. bei Kranken, die nachweislich lange Zeit hindurch geringe Mengen eines schädlichen Gases (Kohlenoxyd usw.) eingeatmet haben, ihr Leiden aber nicht hierauf, sondern auf eine einmalige, ungewöhnlich reichliche Einatmung zurückführen. Der Gutachter muß in solchen Fällen erörtern, welche Umstände für chronische und welche für akute Entstehung des Leidens sprechen, ob anzunehmen ist, daß die von dem Kranken beschuldigte einmalige Einatmung ausreichte, um die bestehenden Krankheitserscheinungen hervorzurufen usw., um dem Juristen die Grundlagen für die Entscheidung zu liefern. Wiederholte Einatmungen in verhältnismäßig kurzer Zeit, z. B. bei Rettungsarbeiten, gelten ohne weiteres als Unfall.

Die bisherigen Erörterungen gelten für den Unfall im Sinne der Reichsversicherungsordnung, also für die große Masse der zur Begutachtung kommenden Fälle. Im **bürgerlichen Recht,** im **Strafrecht** und bei vielen **privaten Unfallversicherungsgesellschaften** gelten in mancher Hinsicht abweichende Grundsätze und Bestimmungen. So schränken

z. B. die Versicherungsbedingungen mancher Privatgesellschaften den Unfallbegriff ein, so daß sie von vornherein bei gewissen Ereignissen, die nach der Reichsversicherungsordnung als „Unfall“ aufzufassen wären, die Entschädigungspflicht ausschließen. Ein Eingehen auf alle diese Fragen ist nicht erforderlich, weil die Fragestellung seitens der Gerichte oder die Versicherungsbedingungen privater Gesellschaften den Gutachter meist ausreichend darüber belehren.

Die **Folgen eines Unfalles** können **unmittelbare** (direkte) oder **mittelbare** (indirekte)[1]), d. h. „unter der Mitwirkung hinzugetretener ungünstiger Umstände entstandene“, sein. Zu den ersteren gehört die große Mehrzahl der chirurgischen Erkrankungen nach Unfall, Wunden, Knochenbrüche usw., zu den letzteren der überwiegende Teil der inneren Erkrankungen. Die mittelbaren Unfallfolgen sind ebenso entschädigungspflichtig wie die unmittelbaren.

Demnach ist es auch belanglos, ob der Unfall die ausschließliche Krankheitsursache darstellt oder ob er nur als eine von mehreren Ursachen eine Rolle spielt. Läßt sich der Nachweis erbringen, daß er von wesentlichem Einfluß auf Entstehung oder Verlauf der Erkrankung gewesen ist, so ist damit die Entschädigungspflicht ausreichend begründet.

Entsprechend diesen Grundsätzen muß eine Erkrankung auch dann als Unfallfolge angesehen werden, wenn bei bestehender Krankheitsneigung (Disposition) die Verletzung auslösend wirkte. Selbst dann hat ein Verletzter Anspruch auf Rente, wenn eine bei ihm bereits vor dem Unfall bestehende Erkrankung durch den Unfall verschlimmert wurde, falls nur diese Verschlimmerung als „wesentlich“ anerkannt werden muß.

[1]) In den folgenden Ausführungen habe ich mich, soweit es ohne umständliche Umschreibungen oder ungewöhnliche Ausdrucksweise möglich war, deutscher Ausdrücke bedient. Die Vermeidung von „Fremdwörtern und nicht allgemeinverständlichen Kunstausdrücken“ in Gutachten wird seitens des Reichsversicherungsamtes und anderer Behörden ausdrücklich gewünscht. Es schien mir zweckmäßig, diesem Verlangen in einer Abhandlung, die auch Anleitung zur Begutachtung geben soll, Rechnung zu tragen. Dem Leser wird es dadurch jedenfalls erleichtert, sich an die deutsche, manchem Arzte leider wenig geläufige Ausdrucksweise zu gewöhnen.

Die gleichen Grundsätze sind anzuwenden, wenn im Anschlusse an einen Unfall der Tod des Verletzten eintrat. Die wirtschaftlich von ihm abhängigen Hinterbliebenen haben Anspruch auf Rente, wenn der Unfall als Ursache der tödlichen Erkrankung in dem oben besprochenen Sinne anzusehen ist, ebensogut aber, wenn der Verlauf eines bereits vor dem Unfall bestehenden Leidens durch ihn wesentlich beschleunigt wurde.

In den meisten Fällen wird von dem Gutachter nicht nur die Feststellung eines Krankheitszustandes und seines Zusammenhanges mit dem Unfalle verlangt, sondern außerdem noch eine Äußerung über den Grad einer durch Unfallfolgen bedingten **Beschränkung der Erwerbsfähigkeit,** da dieser für die Höhe der zu gewährenden Rente maßgebend ist. Demnach muß in jedem derartigen Falle auch die Schwere der bestehenden Störungen festgestellt und deren Einwirkung auf die Erwerbsfähigkeit geprüft werden. Bei Begutachtungen in Invaliditätsangelegenheiten kommt diese Feststellung allein in Frage.

Handelt es sich um eine Kapitalabfindung, die sowohl nach der Reichsversicherungsordnung unter gewissen Bedingungen wie in vielen anderen Fällen möglich ist, so hat sich der Gutachter auch über die mutmaßliche Entwicklung der Erkrankung, Heilungsmöglichkeit, Dauer, Einfluß auf die Erwerbsfähigkeit in späteren Jahren usw. zu äußern.

Unter „Erwerbsfähigkeit" im Sinne der Versicherungsgesetze ist die Fähigkeit zu verstehen, durch eigene körperliche oder geistige Tätigkeit gewinnbringende Arbeit zu leisten.

Die Rentengewährung hat den Zweck, einem Verletzten den Schaden zu ersetzen, den er durch Beeinträchtigung oder Aufhebung dieser Fähigkeit, soweit beides durch Unfallfolgen bedingt ist, erleidet. Ob der Verletzte den ihm verbliebenen Rest der Erwerbsfähigkeit ausnutzt oder nicht, ist für die Beurteilung gleichgültig. Deshalb darf auch die Unmöglichkeit, geeignete Arbeit zu erhalten, bei der Abschätzung der Erwerbsverminderung nicht in Rechnung gesetzt werden.

Die Angabe des Grades der Erwerbsbeschränkung geschieht am besten in Prozenten, wobei die vor dem Unfall bestehende Erwerbsfähigkeit gleich 100 zu setzen ist, gleichgültig, ob sie damals völlig regelrecht oder schon durch Krankheitszustände beeinträchtigt war.

Allgemeine Regeln für die Abschätzung lassen sich bei den meisten inneren Erkrankungen nicht aufstellen. Der Gutachter muß sich auf Grund des gesamten Befundes, besonders auch eingehender Funktionsprüfung der erkrankten Organe, darüber klar zu werden suchen, ob der Verletzte imstande ist, ohne Schaden leichte, mittelschwere oder schwere Arbeiten zu verrichten, ob er etwa nur Arbeiten im Sitzen oder auch solche, bei denen Stehen und Gehen erforderlich ist, ausführen kann, endlich, ob und in welchem Maße er imstande ist, die etwa in seinem Berufe erforderlichen geistigen Arbeiten zu leisten. Die Entscheidung gerade über diese Frage ist oft besonders schwierig. Weiter ist zu berücksichtigen, ob der Verletzte ohne Gefahr in der Nähe von Maschinen oder an sonstigen gefährlichen Stellen, am Wasser, auf Gerüsten usw. beschäftigt werden darf und ob an seine Arbeitsräume bestimmte Anforderungen gestellt werden müssen (Vermeidung von großer Hitze, von Staub usw.). Auch die etwaige Notwendigkeit einer Berufsänderung und die Art der Ausbildung eines Verletzten ist in Rechnung zu setzen.

Auf Grund eingehender Überlegung aller dieser Umstände wird in den meisten Fällen der Grad der Erwerbsbeschränkung mit hinreichender Genauigkeit eingeschätzt werden können. Gelegentlich wird es auch möglich sein, die für gewisse, einfach zu beurteilende chirurgische Erkrankungen üblich gewordenen Schätzungen heranzuziehen, nämlich dann, wenn durch eine nicht in das Gebiet der Chirurgie gehörige Erkrankung, besonders des Nervensystems, ähnliche Zustände hervorgerufen werden. Lähmung eines Armes z. B. wird, falls keine sonstigen Störungen bestehen, dem Verlust des Armes annähernd gleichgesetzt werden können.

Sehr schwierig oder fast unmöglich kann die Abschätzung der Erwerbsfähigkeit bei solchen Verletzten sein, bei denen neben geringen Krankheitserscheinungen grobe **Übertreibung** nachgewiesen wird. In derartigen Fällen empfiehlt es sich manchmal, unter Hinweis auf die Unmöglichkeit, die tatsächlich vorhandenen von den vorgetäuschten Krankheitserscheinungen scharf abzugrenzen, eine genaue Schätzung abzulehnen.

Die Frage des ursächlichen Zusammenhanges findet durch einmalige rechtskräftige Entscheidung ihre endgültige Erledigung, dagegen bedarf die Schätzung der Erwerbsfähigkeit in den Fällen, in welchen auf Bewilligung einer dem jeweiligen Grade der Erwerbsfähigkeit entsprechenden Rente erkannt wurde, häufiger Nachprüfung. Denn eine anderweitige Festsetzung der Rente kann nur stattfinden, wenn in den Verhältnissen, welche für ihre Bemessung entscheidend gewesen sind, eine „wesentliche Veränderung", d. h. eine wesentliche Besserung oder Verschlimmerung „nicht nur des körperlichen Gesamtzustandes, sondern auch der darauf beruhenden Erwerbsfähigkeit des Verletzten" eingetreten ist. Zum Vergleiche ist nicht etwa das letzte ärztliche Gutachten heranzuziehen, sondern dasjenige, auf Grund dessen die letzte Rentenfestsetzung erfolgte. Selbstverständlich kommen für die Beurteilung nur die als Unfallfolgen anzusehenden Erkrankungen in Frage, während andere von der Verletzung nicht beeinflußte Krankheitszustände unberücksichtigt bleiben.

Aus den vorstehenden Ausführungen erhellt schon zur Genüge, daß die Beurteilung der Beziehungen zwischen Unfall und Erkrankung recht schwierig sein kann und daß sie ein Eingehen auf zahlreiche Fragen erfordert, die der gewöhnlichen klinischen Betrachtungsweise fern liegen. Dem muß bereits bei der Untersuchung Rechnung getragen werden, und wir müssen deswegen zunächst eine Reihe von Punkten besprechen, die bei Untersuchung anderer Kranker weniger wichtig, bei Unfallverletzten hingegen von Bedeutung sind. Es sei aber ausdrücklich betont, daß im folgenden nur die bei letzteren zu beachtenden Besonderheiten hervorgehoben werden sollen, während im übrigen die Untersuchung nach den gleichen Grundsätzen vorzunehmen ist wie bei jedem anderen Kranken.

Die Untersuchung Unfallverletzter.

Die Schwierigkeit der Untersuchung Unfallverletzter wird besonders dadurch bedingt, daß es sich fast immer um Menschen handelt, die aus ihrer Erkrankung Ansprüche auf Gewährung einer Entschädigung herleiten und naturgemäß den Wunsch nach möglichster Höhe des ihnen zukommenden Vermögensvorteils haben. Im Gegensatz zu anderen Kranken, welche dem Arzt einen völlig klaren Einblick in ihren Zustand zu verschaffen wünschen, haben Unfallverletzte oft das Bestreben, ihm ein übertriebenes Bild ihrer Erkrankung zu geben, ihn über manche Dinge im Unklaren zu lassen oder sogar Krankheitszustände vorzutäuschen. Auch die Verheimlichung tatsächlich bestehender Erkrankungen wird gelegentlich versucht, z. B. von Unfallverletzten, die durch solche Zustände bedingte Störungen dem Unfalle zur Last legen möchten, oder von fest angestellten Personen, die im Krankheitsfalle Versetzung in den Ruhestand zu befürchten haben.

Dabei ist beachtenswert, daß es den Verletzten nicht an sachkundiger Beratung fehlt. Alte Rentenempfänger, die durch vielfache Untersuchungen und Krankenhausaufenthalte Erfahrungen gesammelt haben, Winkelkonsulenten, die nicht selten selbst alte Rentenjäger sind, usw. geben vielfach den Verletzten genaue Anweisungen, wie sie sich gegenüber Fragen, bestimmten Untersuchungen usw. zu verhalten haben, und dadurch erklärt es sich, daß gewisse Krankheitszeichen manchmal eine Zeitlang bei kaum einem Unfallkranken fehlen, wie wir das z. B. für das R o m b e r g sche Zeichen durch Jahre hindurch beobachteten.

Mit diesen Verhältnissen ist schon bei Aufnahme der **Vorgeschichte** zu rechnen. Nicht selten werden erbliche Belastung oder frühere Erkrankungen verschwiegen oder abgeleugnet und ganz besonders oft wird versucht, den Hergang des Unfalles oder die Entwicklung des Leidens in einer Weise darzustellen, die nicht den Tatsachen entspricht, aber geeignet ist, den Zusammenhang zwischen Unfall und Krankheit wahrscheinlicher zu machen.

Einigen Schutz gewährt gegen derartige Täuschungsversuche eine s o r g f ä l t i g e D u r c h a r b e i t u n g d e r über den Verletzten geführten Akten, ohne deren Kenntnis überhaupt keine Gutachten abgegeben werden sollten. Aus ihrem Inhalt sind nicht etwa nur die früheren ärztlichen Äußerungen und die Zeugenaussagen über den Unfall zu berücksichtigen, sondern Blatt für Blatt muß durchgesehen werden, da manchmal eine anscheinend belanglose Bemerkung über Lohnverhältnisse, Tätigkeit usw. für die Beurteilung oder doch als Ausgangspunkt für weitere Nachforschungen von großer Bedeutung sein kann. Die aus den Akten erhaltenen Aufschlüsse sind mit den Angaben des Verletzten zu vergleichen und, wenn nötig, ist diesem Gelegenheit zu geben, sich über etwaige Widersprüche zu äußern, weil sich ja auch in die Akten unrichtige Angaben einschleichen können.

Vielfach wird der Gutachter Ergänzungen der Akten veranlassen müssen, z. B. in Fällen, in denen er den Verdacht hat, daß alte Krankheitszustände zu Unrecht dem Unfalle zur Last gelegt werden, ohne daß er auf Grund des Befundes den Nachweis hierfür erbringen kann. Zeugenvernehmungen, Nachforschungen bei früheren Arbeitgebern und Krankenkassen, Feststellung der Ergebnisse früherer militärischer Untersuchungen usw. geben hier manchmal wertvolle Aufschlüsse. Auch die Angaben über den Unfallhergang, über die Entwicklung der ersten Krankheitserscheinungen oder über den Zeitpunkt des ersten Auftretens irgendwelcher neuer Erscheinungen bedürfen vielfach der Ergänzung, letztere besonders dann, wenn zunächst das Krankheitsbild von Verletzungsfolgen chirurgischer Art so beherrscht wurde, daß das Verhalten der inneren Organe fehlerhafterweise keine genügende Beachtung fand, oder wenn frühere Gutachten notwendige Angaben vermissen lassen.

Erfahrungsgemäß sind sowohl die Angaben über Vorkrankheiten wie über den Hergang bei der Verletzung am zuverlässigsten, wenn sie möglichst bald nach dem Unfalle erhoben werden. Je länger der nachher verflossene Zeitraum ist, desto stärker wird ihre Entstellung, zu deren Zustandekommen teils unbewußte Erinnerungsfälschungen, teils absichtlich falsche Darstellungen mitwirken. Die letzteren gehen wohl nicht immer von dem Verletzten selbst aus, sondern werden nicht selten von anderen, in Unfallangelegenheiten erfahreneren Personen beeinflußt.

Aus diesem Grunde mache man es sich zur Regel, frisch in Behandlung kommende Verletzte, sobald es ihr Zustand erlaubt, so ausführlich und genau als möglich über alle für die spätere Beurteilung wichtigen Punkte zu befragen und ihre Angaben sogleich niederzuschreiben. Hat man Grund, die Richtigkeit der Angaben über Vorkrankheiten zu bezweifeln, so veranlasse man Nachforschungen der oben erwähnten Art.

Bei Feststellung des Unfallherganges ist es zweckmäßig, den Verletzten zunächst selbst das Ereignis schildern zu lassen, und erst dann durch geeignete Fragestellung unter sorgfältiger Vermeidung jeglicher Beeinflussung die Darstellung des Verletzten zu vervollständigen.

Auch hier sind die Zeugenaussagen ergänzend und berichtigend zu Hilfe zu nehmen. Es ist aber zu berücksichtigen, daß sie meist nicht von sachverständiger Seite, sondern vielfach von untergeordneten Angestellten aufgenommen sind und infolgedessen oft wichtige Angaben nicht enthalten. Ergänzung auf Grund genauer, am besten von dem Gutachter selbst festgestellter Fragen ist auch in solchen Fällen erforderlich.

Möglichst genau ist zu prüfen, wodurch der Unfall zustande kam; da sich hieraus manchmal entscheidende Schlüsse ergeben. Hat z. B. jemand eine Kopfverletzung erlitten, so ist es sehr wichtig zu wissen, ob ein Stolpern oder Ausgleiten stattgefunden hat oder ob der Verletzte ohne erkennbare äußere Ursache zu Boden fiel. Trifft letzteres zu, so wäre daran zu denken, daß eine später bemerkte Epilepsie oder eine andere zu plötzlichen Schwindelanfällen führende Erkrankung nicht Folge, sondern Ursache des Unfalles sein könnte, und es müßten dann weitere Nachforschungen in dieser Richtung erfolgen.

Ähnliche Fragestellungen ergeben sich vielfach bei Herzerkrankungen, Lungen- und Magenblutungen usw. Nicht selten führt eine eingehende Feststellung des Herganges in solchen Fällen zu dem Ergebnis, daß eine als „Unfall“ aufzufassende Schädigung überhaupt nicht stattgefunden hat, sondern daß der Kranke infolge einer ohne äußere Ursache plötzlich einsetzenden Herzschwäche, einer Blutung usw. zusammenbrach.

Sodann sind die unmittelbaren Folgen des Unfalles genau festzustellen, da nur sie in manchen Fällen ein Urteil über die Schwere des Unfalles und den betroffenen Körperteil ermöglichen. Hierhin gehören Art und Sitz äußerlich sichtbarer Verletzungen, gleichgültig ob sie schwer waren oder nur in Hautverfärbungen, Schrammen, Beulen usw. bestanden.

Weiter ist für die Beurteilung einer Verletzung wichtig, welche Hilfe unmittelbar danach geleistet wurde, ob z. B. der Verletzte sich unmittelbar nach einem Sturze selbst wieder erheben konnte, ob er nach Hause oder zum Arzt gehen konnte, ob er allein ging oder gestützt werden mußte, ob er aufgehoben und fortgetragen werden mußte usw. Besonderer Wert ist auf die Feststellung der unmittelbar nach dem Unfall eingetretenen Krankheitserscheinungen oder Beschwerden zu legen. Vor allem ist nach Art, Sitz und Dauer der anfangs bestehenden Schmerzen, nach Erscheinungen von Schock und Herzschwäche, Atemnot, Zeichen von Gehirnerschütterung usw. zu fragen. Stärke und Dauer etwaiger Blutungen ist sorgfältig zu berücksichtigen, besonders auch Blutabgang aus Nase und Ohren, aus den Luftwegen, aus Magen, Darm und Harnwegen. Das Aussehen angeblich abgegangenen Blutes muß möglichst genau geschildert werden (ob schaumig, geronnen, hell oder dunkel usw.).

Bei Verwertung von Angaben über „Blutungen" ist sorgfältige Kritik unerläßlich, weil sehr oft auch unbeabsichtigt falsche Behauptungen unterlaufen und die gleiche Erscheinung verschiedene Deutungen zuläßt. Ein hochgestellter Harn wird z. B. nicht selten von den Kranken als „blutig" bezeichnet und eine Blutung aus Mund und Nase kann ebensogut durch eine unschuldige Schleimhautverletzung wie durch einen Bruch des Schädelgrundes oder durch eine Lungen- oder Magenblutung veranlaßt sein.

Bei Feststellung des Krankheitsverlaufs ist vor allem darauf zu achten, ob sich eine Weiterentwicklung der ersten Störungen zu den Erscheinungen der als Unfallfolge in Betracht kommenden Erkrankung nachweisen läßt. Dieser Übergang erfolgt nicht immer unmittelbar, sondern wird gelegentlich durch sogenannte „Brückensymptome" hergestellt, Erscheinungen, die, oft nur wenig beachtet und scheinbar auf andere Krankheitszustände hinweisend, erst bei sorgfältiger Prüfung des ganzen Verlaufs in ihrer Bedeutung erkannt werden können. Sie sind naturgemäß bei den einzelnen Krankheitsgruppen verschieden und deshalb erst bei deren Besprechung im einzelnen zu erörtern.

Die Angaben des Verletzten darüber, ob und gegebenenfalls für wie lange Zeit alle Beschwerden wieder verschwunden waren, sind aus leicht ersichtlichen Gründen sehr oft unzuverlässig. Ihre Ergänzung durch den Akteninhalt und, wenn dieser im Stich läßt, durch anderweitige Nachforschungen ist in schwierigen Fällen unbedingt notwendig.

Weiter ist bei Aufnahme der Vorgeschichte für eingehende Feststellung der von dem Verletzten zur Zeit der Untersuchung geklagten Beschwerden zu sorgen. Man lasse sich den Zustand zunächst von dem Verletzten selbst schildern und suche erst dann seine Darstellung durch geeignete Fragestellung zu ergänzen. Diese wird sich hauptsächlich auf die genauere Schilderung der einzelnen Beschwerden erstrecken müssen, da z. B. der Verletzte sehr oft nur das Vorhandensein von Schmerzen an irgendeinem Körperteil angibt, über deren Art, Dauer usw. aber nichts mitteilt.

Verletzte, bei denen man eine einigermaßen hinreichende Gewandtheit im schriftlichen Ausdruck voraussetzen darf, läßt man zweckmäßigerweise ihre Beschwerden oder noch besser die ganze Vorgeschichte selbst niederschreiben. Man gewinnt hierdurch eine aktenmäßige Darstellung, die gegenüber späteren Erinnerungsfälschungen oder Verschleierungsversuchen beweiskräftiger ist als die Niederschrift des Arztes, der gegenüber nicht selten der Einwand des „Mißverständnisses“ erhoben wird.

Endlich ist es zweckmäßig, den Verletzten auch nach seinen Lebensbedingungen, den Lohnverhältnissen vor und nach dem Unfalle, der Art seiner Beschäftigung usw. zu fragen.

Die Angaben hierüber geben nicht nur Hinweise für die Beurteilung der Erwerbsfähigkeit, sondern lassen manchmal auch Schlüsse auf die Glaubwürdigkeit des Verletzten zu. Es ist nicht allzu selten, daß sich grobe Widersprüche zwischen den Behauptungen des Verletzten und den in den Akten niedergelegten Tatsachen gerade in dieser Hinsicht finden.

Es sei noch ganz besonders betont, daß bei Unfallverletzten große Vorsicht bei jeder Fragestellung dringend geboten ist, da man sonst Gefahr läuft, mancherlei in sie „hineinzuexaminieren“. Suggestive Fragen, z. B., ob bestimmte, näher bezeichnete Beschwerden beständen, sind unbedingt zu vermeiden. Sie werden besonders von übertreibenden Verletzten sehr oft bejaht, ohne daß diese Angabe den Tatsachen entspräche, aber auch bei gutwilligen Kranken stiften sie nicht selten Verwirrung und geben zu unbewußt unrichtigen Darstellungen Veranlassung.

Bei der **Untersuchung** Unfallverletzter mache man es sich wie bei anderen Kranken zur Regel, nicht nur die mutmaßlich erkrankten oder von der Verletzung betroffenen Teile, auf welche die Aufmerksamkeit ja in erster Linie hingelenkt wird, sondern stets alle Organe so eingehend, wie es der Allgemeinzustand irgend zuläßt, zu untersuchen. Diese Forderung mag selbstverständlich erscheinen, tatsächlich wird aber gegen sie sehr häufig gefehlt. Zumal bei Frischverletzten unterbleibt manchmal eine vollständige Untersuchung, obwohl sie der Zustand sehr wohl zuließe, und aus dieser Unterlassung entstehen für die spätere Beurteilung oft unüberwindliche Schwierigkeiten.

Bei **Abfassung des Gutachtens und Bewertung des Befundes** ist scharfe Scheidung zwischen den Angaben des Verletzten und den objektiv nachweisbaren Störungen von größter Wichtigkeit, wieder eine anscheinend selbstverständliche Forderung, der aber auch vielbeschäftigte Gutachter nicht immer ausreichend gerecht werden, und auf die wir deswegen ausführlicher eingehen müssen.

Druckempfindlichkeit irgendwelcher Körperteile wird häufig als „objektives Zeichen" aufgeführt, obwohl sich ihr Nachweis lediglich auf die Angaben des Untersuchten stützt, deren Richtigkeit in den weitaus meisten Fällen von dem Untersucher nicht nachgeprüft werden kann. Selbst Schmerzäußerungen sind nicht beweisend, da sie sich leicht willkürlich nachahmen lassen. Wird die Druckempfindlichkeit bei häufig ausgeführter Untersuchung und möglichst abgelenkter Aufmerksamkeit immer in gleicher Weise angegeben, so wird ihr Bestehen dadurch wahrscheinlich gemacht.

Aber erst dann gewinnt sie wenigstens annähernd den Wert eines „objektiven Zeichens", wenn sie von Erscheinungen begleitet wird, die bei schmerzhaften Reizen beobachtet werden und nicht willkürlich hervorgerufen werden können. In dieser Hinsicht ist besonders eine Erweiterung der Pupillen bei Druck auf die schmerzhafte Stelle bemerkenswert, ferner eine Zunahme der Pulszahl (Mannkopfsches Zeichen), falls sie nicht durch starke willkürliche Unruhe, Änderung der Atmung, Pressen usw. erklärbar ist. Ein Fehlen dieser Erscheinungen beweist aber nicht, daß kein Druckschmerz besteht, nur ihr Vorhandensein hat diagnostische Bedeutung.

Ähnlich liegen die Verhältnisse bei Empfindungsstörungen, die auch nicht selten fälschlicherweise den objektiven Zeichen zugerechnet werden. Für ihr tatsächliches Vorhandensein läßt sich in der Mehrzahl der Fälle ein Nachweis nicht erbringen. Angaben darüber gewinnen an Glaubwürdigkeit, wenn sie sich bei oft, an verschiedenen Tagen und in verschiedener Weise vorgenommener Untersuchung stets gleichbleiben, wenn vor allem immer wenigstens annähernd gleiche Grenzen angegeben werden. Weiter ist darauf zu achten, ob von dem Gebiet der Empfindungsstörung aus hervorzurufende Haut- oder Schleimhautreflexe vorhanden und ebenso stark sind wie auf der anderen Seite. Herabsetzung oder Fehlen spricht durchaus für das Vorhandensein der behaupteten Empfindungsstörung, der umgekehrte Schluß ist aber auch hier unzulässig. Weitere Hilfsmittel, durch die das Vorhandensein von Empfindungsstörungen geringeren Grades erwiesen werden könnte, stehen uns nicht zur Verfügung.

Werden hochgradige Herabsetzungen der Berührungs- und Schmerzempfindung angegeben, so kann man in der Weise vorgehen, daß man starke, bei Gesunden erfahrungsgemäß sehr schmerzhafte Reize anwendet, z. B. Bestreichen der Haut mit dem faradischen Pinsel bei Anwendung starker Ströme. Wird eine derartige Einwirkung, längere Zeit angewandt, ohne Abwehrbewegungen oder Schmerzäußerung ertragen, so wird dadurch die Richtigkeit der Angaben wahrscheinlich gemacht. Immerhin ist zu berücksichtigen, daß manche ganz gesunde Menschen sehr unempfindlich gegen Schmerzreize sind.

Aber auch manche für den Untersucher ohne weiteres erkennbare Erscheinungen sind nicht als objektive Zeichen zu betrachten, sofern sie auch willkürlich hervorgerufen werden können. Hierher gehören das Rombergsche Zeichen, Herabsetzung der Muskelkraft, manche Formen von Zuckungen und Zittern, Beschleunigung der Atmung (Tachypnoe) u. dgl. mehr. Bei allen derartigen Erscheinungen ist darauf zu achten, ob sie unter gleichen Bedingungen dauernd vorhanden sind, oder ob sie bei Ablenkung der Aufmerksamkeit oder unter abgeänderten Versuchsbedingungen fehlen.

Bleibt z. B. das Rombergsche Zeichen aus, wenn der Kranke im Dunkelzimmer untersucht wird, wenn die Augen unter einem die Aufmerksamkeit des Untersuchten ablenkenden Vorwande bedeckt werden usw., so ist es als willkürlich hervorgerufen zu betrachten. In solchen Fällen von „psychogenem Romberg“ zu sprechen, ist ja dem einfachen Wortsinne nach richtig, nur darf nicht, wie das häufig geschieht, damit der Begriff der unbewußten Hervorrufung des Zeichens verbunden werden. Wir müssen gegenüber dem Bestreben mancher Gutachter, alle oder doch fast alle Vortäuschungen als hysterische, der freien Willensbestimmung entzogene Vorgänge aufzufassen, daran festhalten, daß beabsichtigte und willkürliche Täuschungen zur Erreichung irgendeines Zweckes bei sittlich nicht sehr hochstehenden Menschen häufig sind. Nur eine weltfremde Denkweise kann über diese Tatsache hinwegsehen.

Der Nachlaß von Zittern bei Ablenkung der Aufmerksamkeit berechtigt nicht zu einem bestimmten Schlusse, da, allerdings nur in seltenen Fällen, auch nicht vorgetäuschtes Zittern dabei geringer werden kann.

Sehr wichtig ist bei Verdacht auf Vortäuschung eines Krankheitszeichens die Beachtung von Nebenerscheinungen, die es erfahrungsgemäß zu begleiten pflegen, aber nicht vorgetäuscht werden können. So wird man stark beschleunigte Atmung nach geringen Anstrengungen nur dann als Ausdruck tatsächlich bestehender Atemnot ansehen dürfen, wenn gleichzeitig entsprechende Änderungen des Pulses (Beschleunigung, Kleinheit oder Unregelmäßigkeit), der Gesichtsfarbe usw. eintreten. Fehlen diese, so kann es sich nur um eine willkürlich hervorgerufene Atembeschleunigung handeln oder um eine hysterische Störung, worüber dann der sonstige Befund zu entscheiden hat. Genaue Kenntnis der Krankheitszeichen, verbunden mit scharfer Kritik des Beobachteten, zeigen auf diesem Gebiete am besten den Weg.

Für die Beurteilung der Schwere einer Erkrankung ist bei Unfallverletzten vielleicht in noch höherem Maße wie bei anderen Kranken der **Allgemeineindruck** von Bedeutung. Er ist fast allein ausschlaggebend bei Beurteilung funktioneller Störungen, besonders im Bereiche des Nervensystems, aber auch bei organischen Erkrankungen von erheblicher Wichtigkeit.

Je größer aber seine Bedeutung für die Auffassung des gegebenen Falles ist, um so vorsichtiger muß seine Beurteilung sein. Ganz besonders ist in derartigen Fällen vor einem Urteil auf Grund des flüchtigen Eindrucks einer einmaligen Sprechstundenuntersuchung zu warnen, da die Erregung bei der Untersuchung, vorhergehende, dem Untersucher unbekannte Schädigungen (Alkohol, Tabak usw.) oder Anstrengungen und mancherlei ähnliche Umstände das Bild stark beeinflussen können. Außerdem ist es leicht, für die kurze Zeit einer einmaligen Untersuchung gedrückte Stimmung, Mattigkeit, erhöhte Erregbarkeit usw. vorzutäuschen. In allen Fällen, in denen kein klarer organischer Befund eine schnelle und sichere Entscheidung ermöglicht, besonders bei allen funktionellen Neurosen, ist daher Beobachtung in einer geeigneten Anstalt unbedingt erforderlich.

Gang und Haltung sind wie bei anderen Kranken zu prüfen. Mehr noch wie bei diesen ist bei Unfallverletzten auf die Art der bei abgelenkter Aufmerksamkeit ausgeführten Bewegungen beim Eintritt ins Zimmer, beim An- und Auskleiden, beim Hinlegen usw. zu achten. Grobe Unterschiede zwischen diesen und den bei der Untersuchung auf Aufforderung ausgeführten Bewegungen legen den Verdacht auf Übertreibung nahe und müssen zur weiteren Untersuchung in dieser Richtung veranlassen.

Die **Temperaturmessung** ist regelmäßig auszuführen. Es ist aber ratsam, falls das Thermometer erhöhte Wärmegrade anzeigt, unter Aufsicht, am besten im After, nachzumessen, weil gar nicht selten von Unfallkranken der Versuch gemacht wird, durch irgendeine Einwirkung auf das Thermometer Fieber vorzutäuschen.

Bei der weiteren Untersuchung sind zunächst die etwa noch erkennbaren **Reste der Verletzung** zu beachten, also, wenn wir von frischen Fällen absehen, Narben oder Hautverfärbungen (Pigmentierungen) und Knochenveränderungen.

Aus der Art der Narben sind mancherlei wichtige Schlüsse zu ziehen. Ihr Aussehen läßt erkennen, ob die Verletzung schon weit zurückliegt (weiße, glatte, oft derbe Narben) oder erst vor kurzem erfolgte (gerötete, zarte

Narben). Schmale, scharf begrenzte Narben lassen auf schnelle Heilung schließen, während eiternde Wunden oft unregelmäßige, strahlige Narben zurücklassen. Auch die Art der Verletzung ist oft an den Narben zu erkennen (Verbrennungsnarben). Weiter ist zu beachten, ob sie oberflächlich oder mit den tieferen Teilen, besonders mit darunterliegenden Knochen, verwachsen sind, und endlich ist ihre Verlaufsrichtung und Anordnung wichtig, da aus dieser manchmal auf die Richtung der Gewalteinwirkung und die Größe der getroffenen Fläche geschlossen werden kann. Diese Feststellungen sind besonders bei Verletzten bedeutungsvoll, von denen erst lange Zeit nach einem Unfalle Ansprüche erhoben werden oder aus anderen Gründen eine ausreichende Schilderung des Hergangs nicht mehr zu erhalten ist.

Vorsicht gegenüber Täuschungsversuchen ist auch hier am Platze, da nicht selten alte Narben zu Unrecht mit einem entschädigungspflichtigen Unfall in Zusammenhang gebracht werden.

Bräunliche Hautverfärbungen finden sich häufig nach oberflächlichen Schürfungen. Verletzungen, in die Kohle eingedrungen ist, sind leicht an einer schwärzlichen oder bläulichen Verfärbung erkennbar. Nach Explosionsverletzungen finden sich manchmal Pulverkörnchen in die Haut eingesprengt, nicht selten auch kleine Steinchen.

Genaue Betrachtung und Abtastung der Knochen unter gleichzeitiger Prüfung der Gelenke darf nie versäumt werden, besonders ist auch Schädel, Brustkorb, Wirbelsäule und Becken zu untersuchen, falls die von ihnen umhüllten Organe erkrankt sind. Etwa gefundene Verdickungen oder Verschiebungen sind auf ihre Beziehungen zur Umgebung zu prüfen, wobei besonders auf Verwachsungen, Möglichkeit eines Druckes auf Nervenstämme und ähnliches zu achten ist.

Am Schädel ist der Nachweis von Eindrücken (Depressionen) und Lücken im Knochen wichtig. Ist der Schädelknochen ganz durchbohrt, so ist nicht selten Gehirnpulsation sichtbar oder fühlbar. Auch Vorwölbung des Narbengrundes beim Pressen oder Husten beweist eine Durchlöcherung des Schädelknochens. Bei Beurteilung von Unebenheiten der Schädeloberfläche oder Ungleichmäßigkeiten zwischen beiden Seiten ist Vorsicht geboten, weil sich solche auch ohne äußere Einwirkung häufig finden.

An den Rippen finden sich nicht selten Verdickungen, die als Knochenwucherung (Kallusbildung) nach Bruch oder Einknickung zu deuten sind, auch in Fällen, in denen eine solche Verletzung zunächst nicht erkannt worden war. Schwierig kann die Beurteilung solcher, aber auch anderer Knochenveränderungen bei Verletzten sein, die Zeichen alter Rachitis darbieten. Findet sich in solchen Fällen die gleiche oder eine ähnliche Knochenveränderung auf beiden Seiten des Brustkorbes an etwa gleicher Stelle, so spricht das für rachitischen Ursprung.

Von der Röntgenuntersuchung ist ausgiebiger Gebrauch zu machen, ganz besonders auch bei Beschwerden in der Wirbelsäule, die ja der Untersuchung durch Betastung nur sehr unvollständig zugänglich ist. So werden nicht selten Beschwerden, die auf chronischen Rheumatismus der Rückenmuskeln hinzudeuten scheinen, durch das Röntgenbild als Folgen eines Wirbelbruches oder einer Wirbeltuberkulose erkannt.

So wichtig Narben oder Knochenveränderungen für die Beurteilung eines Unfallereignisses sein können, so wenig darf aus ihrem Fehlen geschlossen werden, daß eine Einwirkung, die den Körper des Kranken getroffen hat, unbedeutend gewesen sei. Es ist vielmehr nachgewiesen, daß sogar schwerste, unter Umständen sogleich tödliche Veränderungen an den Eingeweiden der Brust- und Bauchhöhle oder am Zentralnervensystem durch Verletzungen hervorgerufen werden können, ohne daß eine Durchtrennung der Haut oder Knochenbrüche stattgefunden haben. Diese Tatsache ist bei der Beurteilung innerer Erkrankungen stets im Auge zu behalten.

Ernährungsstörungen allgemeiner und örtlicher Art verdienen sorgfältige Beachtung. Die ersteren sind wie bei anderen Kranken festzustellen und zu bewerten. Von den letzteren kommt in erster Linie Abmagerung von Muskeln in Frage.

Für Zwecke der Begutachtung genügt es nicht, festzustellen, daß eine derartige Abmagerung (Atrophie) besteht, sondern es ist auch, soweit irgend möglich, ihr Grad durch Angabe genauer Umfangsmaße festzulegen. Auch dann ist der Umfang durch eine Verletzung in Mitleidenschaft gezogener Teile zu messen, wenn bei der einfachen Betrachtung keine Verdünnung zu bestehen scheint, da geringe Umfangsverminderung leicht übersehen wird. Die Kenntnis der Maße ist nicht nur für die erste Begutachtung wichtig, sondern oft in noch höherem Maße für Nachuntersuchungen, bei denen es auf den Nachweis einer Änderung des Zustandes ankommt.

Auf vermehrte oder verminderte Spannung der Muskeln, fibrilläre Zuckungen (Faserzuckungen) usw. ist zu achten, die elektrische Untersuchung regelmäßig anzuwenden.

Daß Ernährungsstörungen der Haut, Anschwellungen, regelwidrige Gefäßfüllungen, Stauungserscheinungen usw. sorgfältig zu berücksichtigen sind, ist selbstverständlich.

Weitere Besonderheiten der Untersuchung Unfallverletzter werden wir bei Besprechung der einzelnen Krankheitsgruppen kennen lernen. Es sei hier nur noch betont, daß es dringend anzuraten ist, bei Untersuchung schwieriger Fälle fachärztliche Hilfe zuzuziehen. So liefert die Augen- und Ohrenuntersuchung z. B. bei Kopfverletzungen oft sehr wertvolle Aufschlüsse.

Beurteilung des ursächlichen Zusammenhanges zwischen Unfall und Erkrankung.

Bevor wir die Beziehungen zwischen Unfall und Krankheit im einzelnen erörtern, müssen wir kurz auf einige **allgemeine Gesichtspunkte** eingehen, die für die Beurteilung des ursächlichen Zusammenhanges von Bedeutung sind.

Bei Erstattung jedes Gutachtens sind auf Grund der gesamten wissenschaftlichen Kenntnis von dem Wesen und den Ursachen der als Unfallfolge beschuldigten Erkrankung drei Fragen zu prüfen, nämlich:

1. ob überhaupt ihre Entstehung als unmittelbare oder mittelbare Folge einer dem Begriffe des Unfalles entsprechenden äußeren Einwirkung denkbar ist, und, wenn dies zutrifft,

2. ob das im gegebenen Falle beschuldigte Unfallereignis geeignet war, das Leiden hervorzurufen,

3. ob ein „zeitlicher Zusammenhang“ zwischen Unfall und Erkrankung nachzuweisen ist.

Die gleichen Fragen gelten sinngemäß auch bei Beurteilung der Verschlimmerung einer nachweislich bereits früher bestehenden Krankheit durch ein Unfallereignis.

Die Grundlagen für die Entscheidung der ersten Frage sind bei Besprechung der einzelnen Erkrankungen zu erörtern.

Die Beantwortung der zweiten Frage ist vielfach leicht, wenn als unmittelbare Folge des Unfalles Erscheinungen auftraten, die eine Verletzung oder Schädigung des später erkrankenden Organes beweisen. Fehlten solche, so ist zu erörtern, ob sich eine **örtliche Beziehung** zwischen dem Einwirkungsorte der Unfallschädigung und dem erkrankten Organe nachweisen läßt und ob die beschuldigte Einwirkung kräftig genug war, um eine nennenswerte Schädigung des Organs hervorzurufen.

Eine örtliche Beziehung liegt selbstverständlich dann vor, wenn die Schädigung unmittelbar auf die Gegend des betreffenden Organes eingewirkt hat, im weiteren Sinne aber auch dann, wenn dieses nicht unmittelbar betroffen wurde, wohl aber die in Frage kommende Einwirkung nach sonstigen Erfahrungen geeignet war, es mittelbar, durch fortgeleitete Erschütterung, auf reflektorischem Wege, durch Änderung des Kreislaufes usw. zu schädigen. In diesem Sinne ist z. B. eine „örtliche Beziehung" anzuerkennen, wenn im Anschluß an einen Sturz in kaltes Wasser eine akute Nierenentzündung entsteht oder wenn sich an eine heftige körperliche Anstrengung eine Gehirnblutung oder an eine Kohlenoxydvergiftung eine Gehirnerweichung anschließt.

Die Beantwortung der Frage nach hinreichender **Stärke der Unfalleinwirkung** ist leicht, wenn z. B. bei einer Verletzung Knochenbrüche in der Umhüllung des später erkrankten Organes auftraten. In solchen Fällen wird sie fast immer bejaht werden müssen, falls nicht etwa Schwierigkeiten dadurch entstehen, daß z. B. eine umschriebene Verletzung der linken unteren Brustseite nachgewiesen ist, während eine rechtsseitige Spitzentuberkulose besteht. Waren keine gröberen äußeren Verletzungen nach dem Unfalle erkennbar, so bedarf es des Nachweises, daß die einwirkende Gewalt stark genug war, um den Widerstand der schützenden Umhüllung zu überwinden. Die Entscheidung dieser Frage ist oft nicht leicht, und nur sorgfältige Berücksichtigung der anatomischen Lage und der physiologischen Beziehungen sowie aller Erfahrungen über Schädigungen des betreffenden Organes durch äußere Einwirkungen ermöglichen meist eine Klarstellung, die wenigstens für die rechtliche Entscheidung eine hinreichende Unterlage bietet, wenn auch vom rein wissenschaftlichen Standpunkte aus der Fall nicht immer als restlos geklärt angesehen werden kann. Besonders zu berücksichtigen sind bei diesen Erwägungen die pathologisch-anatomischen Feststellungen nach schnell zum Tode führenden Verletzungen ähnlicher Art, die wichtige Hinweise geben können (z. B. Zerreißungen des Herzens nach Sturz aus großer Höhe).

Noch schwieriger wird die Beurteilung, wenn es sich nicht um eine Verletzung im gewöhnlichen Sinne handelte, sondern um einen Vorgang, der auf anderem Wege schädigend wirkte, z. B. um eine Überanstrengung, die ein Herzleiden oder eine Lungenblutung zur Folge gehabt haben soll. In solchen Fällen sind besonders eingehende Zeugenaussagen, Prüfung des Vorganges unter Zuhilfenahme von Skizzen der Unfallstelle, eingehender Vergleich mit den sonst in dem betreffenden Betriebe geforderten Leistungen usw. erforderlich, weil, wie bereits erwähnt, nur dann eine Anstrengung als „Unfall" anerkannt wird, wenn sie „wesentlich über das gewöhnliche Maß" hinausging.

Selbstverständlich darf nie eine Prüfung der Frage unterbleiben, ob nicht andere Ursachen als der Unfall für den Eintritt der Erkrankung verantwortlich gemacht werden könnten. Sind solche nachweisbar, so darf deswegen ein Zusammenhang zwischen Unfall und Erkrankung nicht ohne weiteres abgelehnt werden, sondern es ist mit Rücksicht auf die oben (S. 3) besprochenen unfallrechtlichen Bestimmungen zu erwägen, ob die sonstigen Ursachen auch allein unter den gegebenen Bedingungen die Erkrankung hervorgerufen haben würden, oder ob der Unfall als wesentliche mitwirkende Ursache in Betracht kommt. Letztere Frage ist zu bejahen, wenn anzunehmen ist, daß ohne seine Einwirkung die Erkrankung überhaupt nicht oder doch erst zu einem erheblich späteren Zeitpunkte eingetreten wäre.

Hat sich eine bereits bestehende Erkrankung in der Zeit nach einem Unfalle verschlimmert, so muß in ähnlicher Weise erwogen werden, ob das beschuldigte Unfallereignis überhaupt imstande war, ein Leiden der vorliegenden Art zu beeinflussen. Trifft dies zu, so ist zu prüfen, ob mit Rücksicht auf Art und bisherigen Verlauf der Erkrankung der Eintritt einer Verschlimmerung auch ohne äußere Einwirkung zu erwarten gewesen wäre, oder ob anzunehmen ist, daß ohne Eintritt des Unfalles die Verschlimmerung überhaupt nicht oder doch nicht zu der gleichen Zeit erfolgt wäre.

Sind diese Fragen geklärt, so bedarf noch die dritte der oben gestellten Fragen der Beantwortung, da ohne den Nachweis eines **„zeitlichen Zusammenhanges“** eine Erkrankung nicht als Unfallfolge anerkannt werden kann. Ein zeitlicher Zusammenhang ist gegeben, wenn sich die Erkrankung im unmittelbaren Anschluß an die Verletzung entwickelt, wenn also die durch die Verletzung hervorgerufenen Erscheinungen unmittelbar in diejenigen der späteren Erkrankung übergehen. Läßt sich eine derartige Entwicklung nicht nachweisen, so kann er trotzdem aus dem Bestehen der oben bereits erwähnten „Brückensymptome“ hergeleitet werden, falls es sich um die Entstehung einer Erkrankung infolge Unfalls handelt. Verschlimmerung eines vorhandenen Leidens durch eine äußere Einwirkung kann im allgemeinen nur dann als wahrscheinlich anerkannt werden, wenn sie sich im unmittelbaren Anschlusse an die beschuldigte Schädigung bemerklich machte, oder wenn deren Folgen geeignet waren, die bestehende Erkrankung ungünstig zu beeinflussen (z. B. Verschlimmerung einer Lungentuberkulose durch langes Krankenlager nach Verletzung mit anschließender Eiterung).

Vor der Überbewertung des zeitlichen Zusammenhanges im Sinne des „post hoc, ergo propter hoc“ ist auf das eindringlichste zu warnen, da gerade sie bei der Beurteilung Verletzter die schwersten Irrtümer zeitigt. Nur wenn alle Umstände des einzelnen Falles, soweit irgend möglich, klargestellt und alle vom wissenschaftlichen Standpunkte aus in Betracht kommenden Fragen erwogen worden sind und wenn sich dabei die Möglichkeit oder Wahrscheinlichkeit einer ursächlichen Beziehung zwischen Unfall und Krankheit ergeben hat, darf der zeitliche Zusammenhang als letzte Stütze für die Annahme einer solchen benutzt werden. Aber auch dann ist noch daran festzuhalten, daß er kein medizinisch-wissenschaftliches, sondern ein mehr äußerliches, juristisches Beweismittel darstellt.

Ist demnach das Vorhandensein naher zeitlicher Beziehungen zwischen Unfall und Erkrankung vorsichtig zu beurteilen, so spricht im Gegensatz dazu ihr Fehlen oft in ausschlaggebender Weise gegen einen ursächlichen Zusammenhang, wenn an und für sich ein solcher möglich wäre. So darf, um bei dem oben erwähnten Beispiel zu bleiben, eine Gehirnblutung nicht mit einer körperlichen Anstrengung in Zusammenhang gebracht werden, wenn sie erst mehrere Wochen nachher eintritt. Andererseits erweckt gelegentlich der Befund einer auffallend weit fortgeschrittenen Erkrankung kurze Zeit nach einem angeblichen Unfalle den Verdacht, daß sie bereits vor der Verletzung bestanden haben könnte.

Weitere allgemein gültige Regeln für die Beurteilung des zeitlichen Zusammenhanges lassen sich nicht aufstellen. Sie ist nur auf Grund genauer Kenntnis des Verlaufes der einzelnen Erkrankungen möglich und kann daher erst später bei deren Besprechung weiter erörtert werden.

Bei Beurteilung der Frage, ob der **Tod Folge eines Unfallereignisses** sei, gelten die gleichen Grundsätze. Die Ergebnisse der Leichenöffnung sind dabei vielfach unentbehrlich, da sie gelegentlich die Sachlage in wesentlich anderem Lichte erscheinen lassen als die klinische Beobachtung (Feststellung klinisch nicht nachweisbarer Verletzungsspuren oder alter Krankheitsherde usw.).

In jedem Falle, in dem auch nur der entfernte Verdacht auf einen Zusammenhang der zum Tode führenden Erkrankung mit einem Unfalle besteht oder seitens des Kranken oder seiner Angehörigen geäußert wurde, muß deshalb mit allen Mitteln auf Vornahme der Leichenöffnung gedrungen werden. Ihre Unterlassung führt, wie besonders die Erfahrungen bei Oberbegutachtungen lehren, zu den größten Schwierigkeiten und verhindert manchmal überhaupt die Klarstellung der betreffenden Fälle. Daß sie möglichst frühzeitig zu geschehen hat, weil die Untersuchung einer stark verwesten Leiche meist ergebnislos bleibt, und daß deshalb alle notwendigen Benachrichtigungen tunlichst schnell zu erfolgen haben, ist eine selbstverständliche, bisher aber sehr oft nicht erfüllte Forderung.

Bei Besprechung der einzelnen Krankheitsgruppen kann nicht jede denkbare Möglichkeit eines ursächlichen Zusammenhanges zwischen Unfall und Krankheit erörtert werden. Auch eine vollständige Aufführung aller in

Frage kommenden Verletzungsarten ist bei der unerschöpflichen Zahl der Möglichkeiten ausgeschlossen. Die Beurteilung von Unfallereignissen und Erkrankungen, die nicht besonders erwähnt werden, läßt sich aber wohl immer aus den Hinweisen in der Einleitung und aus den Darlegungen über andere Krankheiten des betreffenden Organs ableiten.

Übertragbare Krankheiten
(Infektionskrankheiten).

Zum Zustandekommen einer Erkrankung, deren Entstehung von der Anwesenheit bestimmter Erreger abhängig ist, kann ein Unfall als „mitwirkende Ursache" beitragen. Wenn er für den Eintritt oder den Verlauf der Erkrankung von wesentlicher Bedeutung war, so ist die Entschädigungspflicht nach den oben dargelegten Grundsätzen anzuerkennen.

Folgende Beziehungen zwischen Unfällen und Infektionskrankheiten sind für die unfallrechtliche Beurteilung wichtig:

1. Eine Verletzung veranlaßt eine Durchtrennung der äußeren Haut oder einer Schleimhaut und ermöglicht dadurch das Eindringen der Krankheitserreger in den Körper.

2. Ein Unfallereignis vermindert ohne Durchtrennung der äußeren Haut durch Schädigung der Gewebe deren Widerstandsfähigkeit (schafft einen „Locus minoris resistentiae") und ermöglicht dadurch die Ansiedlung im Körper vorhandener oder auch erst später eindringender Krankheitserreger.

Diese gelangen entweder auf dem Blutwege zum Orte der Verletzung oder dringen in Organe, welche von außen her mittelbar oder unmittelbar zugänglich sind (Lunge, Darm, Leber, Nieren usw.), durch die zur Körperoberfläche führenden Verbindungsgänge ein.

Die Gewebsschädigung kann unmittelbar durch eine mechanische Einwirkung, ebensowohl aber mittelbar, z. B. durch Beeinflussung des Kreislaufes, hervorgerufen werden.

Bestanden am Ort der Verletzung bereits krankhafte Veränderungen, so kann die Gewebsschädigung die Bedingung für eine erneute Wucherung der Krankheitserreger in dem vorher schon erkrankten Organ schaffen oder ihre Weiterverbreitung auf andere Teile des Körpers veranlassen.

3. Das Eindringen von Krankheitserregern in den Körper ist auch ohne den Nachweis einer Verletzung gelegentlich als Unfall anerkannt worden wenn anzunehmen war, daß der Versicherte sich die Ansteckung plötzlich bei einer nicht zur gewöhnlichen Berufsarbeit gehörigen Beschäftigung (z. B Verarbeitung von Ansteckungsstoff enthaltenden Gegenständen) zugezogen hat

Derartige Fälle unterliegen im wesentlichen der Entscheidung des Juristen, der ärztliche Gutachter wird sich nur darüber zu äußern haben, ob anzunehmen ist, daß die Ansteckung plötzlich und in ursächlichem Zusammenhang mit der geleisteten Arbeit erfolgte.

4. Schwächung des Körpers infolge einer Verletzung kann die Widerstandsfähigkeit gegen Ansteckung herabsetzen und dadurch den Eintritt einer Erkrankung begünstigen.

Bei weitem am wichtigsten sind die unter 1. und 2. aufgeführten Möglichkeiten, während die 3. nur sehr selten praktisch in Frage kommt. Ein Zusammenhang im Sinne der 4. Möglichkeit wird zwar manchmal, besonders bei Lungentuberkulose, behauptet, scharfe Kritik ist aber bei derartigen Fällen besonders geboten. Er darf nur dann anerkannt werden, wenn sich eine erhebliche Schädigung des Allgemeinzustandes nachweisen läßt, und wird sich für akute Infektionen nur ganz ausnahmsweise wahrscheinlich machen lassen.

Selbstverständlich können verschiedene der angeführten Möglichkeiten nebeneinander in Betracht kommen, z. B. Schädigung von Geweben durch Quetschung bei gleichzeitiger Schaffung einer Eintrittspforte infolge Durchtrennung der Haut.

Für den Nachweis des Zusammenhanges zwischen einem Unfallereignis und einer danach auftretenden Erkrankung, deren Erreger nicht als überall vorkommend anzusehen sind, ist die Feststellung der Ansteckungsquelle von großer Bedeutung. Außerdem verdient die Entwicklungszeit (Inkubation), falls sie bekannt ist, besondere Beachtung. —

Die **Wundinfektionskrankheiten** kommen für uns nur insofern in Betracht, als sie durch Vordringen ihrer Erreger über den Ort der Verletzung hinaus zu Erkrankungen innerer Organe oder zu Allgemeinerkrankungen führen.

Der Nachweis des ursächlichen Zusammenhanges einer durch Eitererreger (Staphylokokken, Streptokokken, seltener Pneumokokken usw.) bedingten Allgemeinerkrankung, einer sog. Blutvergiftung (Septikopyämie), mit einem Betriebsunfall stützt sich im allgemeinen auf die Feststellung einer örtlichen Erkrankung (Entzündung, Eiterung, Schwellung der Lymphdrüsen usw.) in der Umgebung der Verletzungsstelle. Fehlt eine solche, so darf gleichwohl die Möglichkeit eines Zusammenhanges nicht in Abrede gestellt werden, weil gelegentlich durch Eindringen von Eiterregern in Wunden eine schwere Blutvergiftung entsteht, ohne daß eine deutliche örtliche Entzündung vorherging. Je bösartiger der Krankheitsverlauf ist, desto wahrscheinlicher ist der Zusammenhang in derartigen Fällen, da gerade bei sehr hoher Giftigkeit der eindringenden Spaltpilze die Schutzvorrichtungen des Körpers nicht selten völlig versagen.

Entzündungen oder Eiterungen, die sich im Anschlusse an Quetschungen ohne Durchtrennung der Haut entwickeln, z. B. **Knochenmarksentzündung** (Osteomyelitis), bei der dies nicht ganz selten vorzukommen scheint, sind im Sinne der unter 2. genannten Möglichkeit zu beurteilen. Soweit sie innere Organe betreffen, werden wir uns später noch mit ihnen zu beschäftigen haben. Schließen sich an derartige Entzündungen allgemeine Blutvergiftungen an, so sind diese selbstverständlich als mittelbare Unfallfolgen anzuerkennen.

Bei **Rose** (Erysipel) genügt der Nachweis des Ausganges der Erkrankung von einer durch Unfall entstandenen, manchmal an sich unbedeutenden Wunde, ebenso bei **Milzbrand**. Für ihn kommt auch die Möglichkeit 3 in Frage, da erfahrungsgemäß sein Erreger in Häuten an Milzbrand zugrunde gegangener Tiere lange lebensfähig bleibt und zu Ansteckungen bei der Verarbeitung dieser Häute führt. Nachweis einer Hauterkrankung ist zur Anerkennung nicht erforderlich, da auch ein unmittelbares Eindringen der Erreger oder ihrer Sporen in die Lunge oder in den Verdauungskanal möglich ist.

Beim **Wundstarrkrampf** (Tetanus) wird die Entscheidung oft dadurch erschwert, daß nach Ablauf der manchmal ziemlich langen Entwicklungszeit (Inkubation) die oft sehr unbedeutende und inzwischen völlig abgeheilte Eingangspforte nicht mehr deutlich erkennbar ist oder doch nicht mehr als Folge eines Betriebsunfalles erwiesen werden kann. Die Beurteilung kann sich in derartigen Fällen oft nur auf die Angaben des Kranken selbst oder auf Zeugenaussagen stützen.

Tollwut käme als Unfallfolge in Frage, wenn der daran Erkrankende durch seinen Beruf usw. gezwungen wurde, sich dem Bisse eines tollwütigen Tieres auszusetzen.

Die Möglichkeit des Eindringens des **Scharlach**erregers durch Hautwunden muß anerkannt werden, ist aber außerordentlich selten und sehr vorsichtig zu beurteilen. Hautveränderungen bei allgemeiner Blutvergiftung (septische Exantheme) geben leicht zur Verwechslung mit Scharlach Anlaß. Übertragung des Scharlachs auf dem gewöhnlichen Wege ohne äußere Verletzung kann unter Umständen als entschädigungspflichtiger Unfall aufgefaßt werden [1]), z. B. bei einem Arbeiter, der in einem mit Scharlachkranken belegten Raum eine dringende Arbeit zu verrichten hatte und danach selbst erkrankt.

Ähnliche Verhältnisse wie bei den vorgenannten Krankheiten kommen bei **Rotz, Pest** und **Pocken** in Frage.

---

[1]) Private Versicherungen lehnen vielfach in ihren Bestimmungen die akuten Exantheme und andere, ohne nachweisbare Durchtrennung der Haut entstandene Infektionskrankheiten grundsätzlich ab, eine Einschränkung, die besonders auch für Ärzte wichtig ist.

Daß ein **akuter Gelenkrheumatismus** durch Eindringen des Erregers in Hautwunden entstehen kann, ist nicht auszuschließen. Wahrscheinlich handelt es sich aber in Fällen, in denen ein derartiger Zusammenhang vermutet wurde, meist nicht um echten Gelenkrheumatismus, sondern um septische Erkrankungen mit vorwiegender Beteiligung der Gelenke. Dagegen kann ein akuter Gelenkrheumatismus im Sinne der Möglichkeit 2 Unfallfolge sein, indem durch Erkältungseinflüsse oder durch Verletzung die Bedingungen für die Ansiedlung des Erregers geschaffen werden.

Eine Erkältung darf mit hinreichender Wahrscheinlichkeit als Ursache eines akuten Gelenkrheumatismus angesehen werden, wenn die Kälteeinwirkung einigermaßen erheblich war und die Entwicklung der Erkrankung in den ersten Tagen danach erfolgte.

Hervorrufung durch äußere Gewalteinwirkungen ist nur dann als wahrscheinlich anzuerkennen, wenn die Verletzung ein Gelenk betroffen hat und zuerst an diesem rheumatische Veränderungen hervortreten, die im weiteren Verlauf auf andere Gelenke überspringen. Bei sehr unbedeutenden Schädigungen, z. B. sog. „Vertreten", ist aber auch daran zu denken, daß vielleicht die Erkrankung schon im Beginn vorhanden war und nur der plötzlich bei einer etwas heftigeren Bewegung einsetzende Schmerz den Kranken zur Annahme eines Unfalles veranlaßte.

Die Beurteilung des zeitlichen Zusammenhanges zwischen einer Gelenkverletzung und der auf sie zurückgeführten Entstehung des Gelenkrheumatismus ist abhängig von dem Grade der Schädigung und wird dadurch erschwert, daß der Erreger der Erkrankung und seine Entwicklungszeit bisher nicht sicher bekannt sind.

Bei schweren, langsam heilenden Gelenkschädigungen bleiben die Bedingungen wohl oft lange Zeit günstig und sind erst nach völliger Wiederherstellung als wahrscheinlich beseitigt zu betrachten. Je leichter die Schädigung war, desto früher ist völlige Heilung und Wiederkehr der regelrechten Widerstandsfähigkeit des Gelenkes zu erwarten. Wir werden daher bei leichten Verletzungen einen Zusammenhang nur bei kurzem zeitlichem Abstand zwischen Unfall und Erkrankung anerkennen dürfen, während bei schweren Verletzungen auch längere Zwischenräume nicht ohne weiteres zur Ablehnung berechtigen.

Gonorrhoische Gelenkerkrankungen können durch Gelenkverletzungen ausgelöst werden und gelten in diesem Falle als entschädigungspflichtige Unfallfolgen. Die Beurteilung ist die gleiche wie beim akuten Gelenkrheumatismus.

Erkrankung an **Syphilis** infolge Eindringens der Spirochaete pallida in eine durch Unfall entstandene Wunde ist denkbar, jedenfalls aber außerordentlich selten. Dagegen rufen Verletzungen bei Syphilitischen manchmal Veränderungen, z. B. Gummabildungen, am Orte der Verletzung hervor. Unfallrechtlich sind derartige Erkrankungen wohl nur dann von Bedeutung, wenn sie an lebenswichtigen Organen, z. B. am Gehirn, Platz greifen (vgl. S. 91). Auf Grund der Möglichkeit 3 wurde Syphilis als Unfallfolge bei Glasbläsern anerkannt, die durch Benutzung der Pfeife eines syphilitischen Mitarbeiters angesteckt worden waren.

In seltenen Fällen kommen auch noch andere übertragbare Erkrankungen als Unfallfolge in Frage. So ist z. B. **Unterleibstyphus** als solche anerkannt worden, wenn er nach einem Sturz in verseuchtes Wasser eintrat.

Die Möglichkeit, daß auch **Tuberkulose** als entschädigungspflichtige Wundinfektionskrankheit auftreten könnte, indem Tuberkelbazillen in eine Wunde eindringen und eine örtliche Tuberkulose hervorrufen oder durch Vermittelung der Blut- und Lymphbahn in die inneren Organe gelangen, ist theoretisch zuzugeben, praktisch aber kaum von wesentlicher Bedeutung.

Als mittelbare Unfallfolge sind Krankheiten (z. B. Scharlach) anerkannt worden, die sich ein Unfallverletzter durch Ansteckung in einem Krankenhause zuzog, in das er zur Beobachtung oder Behandlung von Unfallfolgen eingewiesen worden war.

Einige in diesem Abschnitte nicht erwähnte Infektionskrankheiten, z. B. Lungenentzündung, Hirnhautentzündungen usw., sollen später abgehandelt werden, weil ihre Beziehungen zu Unfällen nur unter Berücksichtigung der besonderen Verhältnisse des befallenen Organes verständlich sind.

Neubildungen.

Für die Beurteilung des Zusammenhanges von Neubildungen mit Unfällen haben bei allen Organen und allen Geschwulstarten im wesentlichen die gleichen Grundsätze Geltung. Sie sollen deswegen an dieser Stelle gemeinsam erörtert werden.

Solange die Ursachen der Geschwulstentstehung noch nicht völlig geklärt sind, bleibt die Beurteilung des Zusammenhanges mit äußeren Einwirkungen unsicher, vor allem wird sich nie mit Sicherheit ausschließen lassen, daß eine Geschwulst nicht auch ohne Einwirkung des beschuldigten Unfalles entstanden wäre.

Als alleinige Ursache einer Geschwulstbildung kommen Verletzungen nach unseren heutigen Anschauungen ebensowenig wie bei Infektionskrankheiten in Frage; wohl aber ist die Möglichkeit zuzugeben, daß mechanische Einwirkungen bei Vorhandensein gewisser Vorbedingungen, die vielleicht nicht für alle Geschwulstarten gleich sind, die Entstehung einer Neubildung auslösen können. Wenn auch die über das Wesen dieser Vorbedingungen aufgestellten Theorien, auf die hier nicht eingegangen werden kann, sehr weit voneinander abweichen, so lassen sie doch alle die eben erwähnte Annahme zulässig erscheinen. Aber gerade bei Begutachtung von Neubildungen müssen wir uns immer vor Augen halten, daß es sich auch für den Arzt mehr um eine juristische

Erörterung des Für und Wider auf Grund von Feststellungen über zeitliche und örtliche Beziehungen handelt, nicht um eine Beweisführung auf einwandfreier wissenschaftlicher Grundlage.

Zur Begutachtung kommen fast ausschließlich solche Neubildungen, die bösartig sind (Krebs, Sarkom usw.) oder trotz fehlender histologischer Bösartigkeit durch ihren Sitz das Leben gefährden (z. B. manche Gliome oder andere Gehirngeschwülste), und es bietet sich daher fast immer Gelegenheit, den örtlichen Befund bei chirurgischem Vorgehen oder bei der Leichenöffnung, die in solchen Fällen unbedingt zu fordern ist, eingehend zu prüfen. Die hierbei gewonnenen Ergebnisse, z. B. die Feststellung von Narben, Verwachsungen, die nicht von der Geschwulst aus erklärt werden können, Knochenveränderungen usw., sind für die Beurteilung oft sehr wichtig.

Der ursächliche Zusammenhang zwischen Verletzung und Neubildung ist im unfallrechtlichen Sinne mit hinreichender Wahrscheinlichkeit anzunehmen, wenn folgende Bedingungen erfüllt sind:

1. Der Verletzte muß vor dem Unfall gesund gewesen sein, besonders frei von Krankheitszeichen, die den Verdacht auf eine Neubildung in dem später erkrankenden Organ hervorrufen könnten.

Da der Kranke selbst früher bestehende Krankheitserscheinungen oft zu verheimlichen sucht, so bietet dieser Nachweis erhebliche Schwierigkeiten. Hat eine eingehende Untersuchung unmittelbar nach dem Unfalle nichts Krankhaftes an den inneren Organen ergeben, so wird dadurch die Behauptung des Kranken über völlige Gesundheit vor dem Unfalle wesentlich gestützt. Aber selbst wenn genaue Feststellungen über den Gesundheitszustand vor und unmittelbar nach dem Unfalle vorliegen, was erfahrungsgemäß sehr selten zutrifft, so kann doch nicht ausgeschlossen werden, daß nicht bereits die Anfänge einer Geschwulst bestanden, die sich auch ohne äußere Einwirkung weiter entwickelt hätten. Denn beginnende Neubildungen sind bekanntlich noch nicht mit hinreichender Sicherheit zu erkennen. Wir müssen uns also darüber klar sein, daß vom wissenschaftlichen Standpunkte aus völlige Gesundheit des Verletzten vor dem Unfalle nie behauptet werden kann, daß aber praktisch der Nachweis des Fehlens von Krankheitserscheinungen genügt.

2. Die Verletzung muß geeignet gewesen sein, das Organ, in welchem die Neubildung aufwächst, zu schädigen.

Diese Bedingung ist erfüllt, wenn eine mechanische Verletzung von hinreichender Schwere die Gegend des Organs unmittelbar getroffen hat. Genaue Übereinstimmung der Verletzungsstelle mit dem Sitze der Geschwulst, wie sie z. B. in Fällen besteht, in denen bei der anatomischen Untersuchung eine von der Verletzung herrührende Narbe mit der Neubildung verwachsen gefunden wird, macht den Zusammenhang sehr wahrscheinlich. Sind so innige Beziehungen nicht erkennbar, so kann gleichwohl seine Möglichkeit nicht bestritten werden, wenn das erkrankende Organ nachweislich schwer erschüttert wurde. Auch die Gegenstoßwirkung ist manchmal zu berücksichtigen, z. B. bei Gehirnverletzungen.

3. Die zeitlichen Beziehungen zwischen Unfall und Entstehung der Geschwulst müssen bestimmten Anforderungen entsprechen.

Selbstverständlich sind genaue Zeitangaben nicht möglich, zumal wir annehmen müssen, daß sich verschiedene Geschwulstarten ganz verschieden schnell entwickeln, und wir können daher nur ungefähre Angaben über die Grenzen der in Betracht kommenden Zeiträume machen. Falls es sich nicht um besonders bösartige und schnell wachsende Geschwülste, z. B. Melanome, handelt, sind die ersten auf eine Neubildung hinweisenden Erscheinungen wohl kaum vor Ablauf einer Reihe von Wochen zu erwarten. Wird bereits vorher eine Geschwulst, z. B. ein fühlbarer Magen- oder Darmkrebs, nachgewiesen, so ist dessen Bestehen vor der Verletzung mit großer Wahrscheinlichkeit anzunehmen, zumal wenn Operation oder Leichenöffnung ergibt, daß es sich um eine langsam wachsende Form handelte. Erscheinen die ersten deutlichen Zeichen der Geschwulstbildung erst 2 oder 3 Jahre nach der Verletzung, so muß der Zusammenhang als unwahrscheinlich bezeichnet werden, weil wir wohl annehmen dürfen, daß innerhalb eines derartigen Zeitraumes die Entwicklung der großen Mehrzahl der Geschwülste hinreichend weit fortgeschritten ist, um klinisch deutlich erkennbar zu werden. Nur Fälle, in denen in der Zwischenzeit als Folge der Verletzung chronisch-entzündliche Veränderungen bestanden oder in denen ein Zusammenhang der Geschwulstbildung mit einer Narbe, wie er bereits oben erwähnt wurde, erkennbar ist, sind, wie Stern mit Recht betont hat, von dieser Regel ausgenommen.

Der Nachweis einer fortlaufenden Entwicklung der Krankheitserscheinungen vom Unfalle an macht einen Zusammenhang wahrscheinlicher. Unterbrechungen schließen ihn aber nicht aus, zumal dann nicht, wenn es sich um langsam wachsende, gutartige Geschwülste handelt, die nicht schon bei geringer Größe vermöge ihres Sitzes schwere Störungen hervorrufen müßten.

Daß bestehende Geschwulstbildungen durch mechanische Einwirkungen ungünstig beeinflußt, besonders zu schnellerem Wachstum angeregt werden könnten, ist zuzugeben. Eine derartige Einwirkung ist aber nur dann als wahrscheinlich anzuerkennen, wenn die Gegend der Geschwulst von einer nicht unbedeutenden Gewalteinwirkung mittelbar oder unmittelbar getroffen wurde und wenn sich sogleich nachher ein rascheres Wachstum erkennen ließ. Besonders wird dieser Zusammenhang gelegentlich bei Gehirngeschwülsten, z. B. Gliomen, anerkannt werden müssen. Größte Zurückhaltung seiner Annahme gegenüber ist hingegen bei bösartigen Geschwulstbildungen geboten, die auch ohne äußere Einwirkung erfahrungsgemäß in verhältnismäßig kurzer Zeit zum Tode führen. In derartigen Fällen kann eine wesentliche Einwirkung auf den Gesamtverlauf der Erkrankung wohl nur in seltenen Ausnahmefällen als wahrscheinlich anerkannt werden.

Einwirkung einer körperlichen Anstrengung auf die Entstehung einer Geschwulst ist wohl ausgeschlossen. In Fällen, in denen ein derartiger Zusammenhang behauptet wird, hat oft nur ein plötzlicher Schmerz die Aufmerksamkeit auf eine bis dahin unbemerkte Neubildung gelenkt.

Atmungsorgane.

Zu den Erkrankungen, die durch eine Unfallschädigung der Atmungsorgane selbst entstehen können, gehören akute und chronische Luftröhrenkatarrhe, die verschiedenen Formen der Lungenentzündung, Lungengangrän, Lungenabszeß, Lungentuberkulose und Rippenfellentzündungen sowie Folgezustände dieser Erkrankungen. Diese letzteren bedürfen keiner Besprechung, da die unfallrechtliche Beurteilung nur von dem Nachweis eines Zusammenhanges zwischen der Grundkrankheit und dem Unfalle abhängt. Unfallrechtlich in Betracht kommende Erkrankungen der oberen Luftwege sind wohl ausschließlich chirurgischer Art.

Unmittelbar werden die Luftröhre, die Bronchen und das Lungengewebe selbst durch das Eindringen von Gasen, Dämpfen, Rauch, heißem Dampf oder überhitzter Luft geschädigt. Sehr feiner Staub dringt bis in die Bronchen vor, aber nur ausnahmsweise bis ins Lungengewebe selbst.

Ansaugung gröberer Fremdkörper (Aspiration) kann während einer durch Unfall hervorgerufenen Bewußtlosigkeit erfolgen. Eine im Anschluß daran entstehende Lungenerkrankung ist auch dann als Unfallfolge anzuerkennen, wenn die Bewußtseinsstörung nicht unmittelbare Folge des Unfalles war, sondern durch ihn eine zu Bewußtseinsstörung führende Erkrankung (z. B. Epilepsie) hervorgerufen wurde und in einem durch diese verursachten Anfalle Fremdkörper in die Lunge eindrangen.

Weiter sind die Atmungsorgane durch Erkältungseinflüsse bedroht, die nicht selten in einer dem Begriff des Unfalles entsprechenden Form (Sturz in kaltes Wasser, Durchnässung) auftreten. Die Behauptung einzelner Untersucher, daß Erkältungen nicht imstande seien, bei der Entstehung von Krankheiten die Rolle einer wesentlich mitwirkenden Ursache zu spielen, steht mit vielfachen Erfahrungen im Widerspruch und kann deshalb nicht als richtig anerkannt werden. Daß neben der Kälteeinwirkung noch andere Bedingungen erforderlich sind, um eine Erkrankung hervorzurufen, ist allerdings richtig, unfallrechtlich aber nicht von wesentlicher Bedeutung, weil eine gewisse Disposition des Körpers und das Vorhandensein von Krankheitserregern im praktischen Falle unbedenklich vorausgesetzt werden können.

Gewalteinwirkungen, die den Brustkorb treffen, haben auf die Bronchen kaum einen unmittelbaren Einfluß, können dagegen das Lungengewebe schädigen. Dabei ist von wesentlicher Bedeutung, daß die Lunge verletzt werden kann, ohne daß die Verletzung zu Rippenbrüchen oder sonstigen gröberen Veränderungen am Brustkorb führt, ein Umstand, der die Beurteilung manchmal erheblich erschwert. Aus dem Fehlen äußerer Verletzungsspuren darf also im allgemeinen kein Rückschluß auf das Verhalten der Lunge gemacht werden!

Während die Möglichkeit einer Beeinflussung der Lungen durch die bisher aufgeführten Schädlichkeiten allgemein anerkannt wird, ist die Frage, ob heftige körperliche Anstrengungen eine Lungenverletzung zur Folge haben können, noch nicht endgültig geklärt. Im Augenblicke einer derartigen Anstrengung findet fester Stimmritzenverschluß statt, so daß Entweichen der Luft aus der Lunge unmöglich ist. Wird nun gleichzeitig die Bauchpresse gewaltsam angespannt, so tritt eine sehr erhebliche Drucksteigerung im Brustkorb ein. Daß dieser Vorgang allein genüge, um völlig gesundes Lungengewebe zu zerreißen oder zu quetschen, ist zwar behauptet worden, u. E. aber bisher nicht unbedingt erwiesen. Dagegen ist die Möglichkeit einer Schädigung bereits erkrankten, in seiner Widerstandsfähigkeit beeinträchtigten Lungengewebes durch ihn zuzugeben.

Ebenso ist anzuerkennen, daß Gewalteinwirkungen, die im Augenblicke einer starken Körperanstrengung, bei geschlossener Stimmritze, den Brustkorb treffen, also z. B. beim Versuch, eine drohende Gefahr abzuwehren, besonders leicht zu Zerreißungen der Lunge führen. Gerade in solchen Fällen wird auch nicht selten beobachtet, daß die Lungen nicht in der Nähe der von der Verletzung getroffenen Gegend des Brustkorbes, sondern an entfernterer Stelle geschädigt werden. Der Brustkorb wird dabei von außen zusammengedrückt und die am Entweichen verhinderte, aus den oben erwähnten Gründen bereits unter höherem Druck stehende Luft führt die Lungenverletzung herbei. Übrigens scheint eine Lungenverletzung entfernt von der Verletzungsstelle auch ohne das Zusammenwirken der beiden oben genannten Ursachen bei einfacher Gewalteinwirkung schwerer Art möglich zu sein.

Völlig geklärt sind die besprochenen Fragen noch nicht und man wird besonders gegenüber der Behauptung einer Zerreißung gesunden Lungengewebes durch einfache Muskelanstrengung sehr zurückhaltend sein müssen. Wenn nach verhältnismäßig geringfügigen Einwirkungen dieser Art, z. B. sog. Verheben, Zeichen einer Lungenverletzung eintreten, so wird man selbst dann mit der Annahme einer bereits vorher bestehenden, meist wohl tuberkulösen Lungenerkrankung nicht fehlgehen, wenn sich zur Zeit der Untersuchung kein deutlicher Herd finden läßt.

Die **physikalischen Erscheinungen einer Lungenverletzung,** bei der es zu Blutaustritt ins Lungengewebe kommt, entsprechen dem Befunde einer mehr oder weniger ausgedehnten Verdichtung und sind nicht von denen eines hämorrhagischen Infarktes oder einer Lungenentzündung zu unterscheiden. Sichere Zeichen einer Lungenverletzung sind im unmittelbaren Anschluß an den Unfall eingetretene Luftansammlung im Rippenfellraum, oft verbunden mit Bluterguß (Pneumothorax und Hämopneumothorax), Luftansammlung im Unterhautzellgewebe und ganz besonders Lungenblutungen. Es sei aber besonders darauf hingewiesen, daß alle diese Erscheinungen trotz sicherer Lungenverletzung fehlen können, daß es also nicht statthaft ist, aus ihrem Ausbleiben auf Unverletztsein der Lunge zu schließen.

Die Frage, ob eine **Lungenblutung** Unfallfolge sei, tritt sehr häufig an den Gutachter heran.

In derartigen Fällen ist immer zunächst zu prüfen, ob es sich überhaupt um eine echte Lungenblutung handelt oder ob eine andere Blutungsquelle anzunehmen ist. Sicheren Aufschluß hierüber kann nur eine unmittelbar nach der Verletzung vorgenommene Untersuchung geben, bei der neben der Beschaffenheit des entleerten Blutes und dem Lungenbefund vor allem der Nase, der Mundhöhle und dem Rachen Aufmerksamkeit zu schenken ist. Ist eine derartige Untersuchung unterblieben, so ist eine sichere Entscheidung meist nicht mehr möglich. Immerhin werden die Angaben des Verletzten über Aussehen des Blutes, Art der Entleerung (durch Husten, Räuspern, nur durch den Mund oder vorwiegend durch die Nase usw.) einige Anhaltspunkte bieten. Vermeidung suggestiver Fragestellung ist bei Erörterung dieser Verhältnisse ganz besonders wichtig! An die Möglichkeit der Verwechslung mit einer Magenblutung ist zu denken.

Es sei noch darauf hingewiesen, daß Unfallverletzte gar nicht selten an „Bluthusten" zu leiden behaupten. Bei eingehender Prüfung dieser Angabe (Krankenhausbeobachtung) ergibt sich in zahlreichen Fällen, daß tatsächlich blutiger Auswurf entleert wird, daß dieser aber aus den oberen Wegen (Mundhöhle, Rachen, Nase) herrührt. Beweisend hierfür ist die mikroskopische Untersuchung, bei der große Mengen von Plattenepithelien (Deckzellen), außerdem Leptothrixfäden usw. gefunden werden. Manchmal ist sich der betreffende Verletzte dieser Herkunft seines Auswurfes wohl selbst nicht bewußt, in anderen Fällen hingegen wird höchstwahrscheinlich der Bluthusten absichtlich vorgetäuscht, indem die Verletzten, wie sich oft deutlich beobachten läßt, durch kräftiges Saugen am Zahnfleisch usw. Blutbeimengung zum Speichel veranlassen.

Die Lungenblutung braucht nicht unmittelbar nach der Verletzung einzutreten, s o n d e r n e s k ö n n e n b i s z u i h r e m E i n t r i t t S t u n d e n o d e r s o g a r n o c h l ä n g e r e Z e i t r ä u m e v e r g e h e n.

Diese Verzögerung kann dadurch bedingt sein, daß in die feineren Luftröhrenäste entleertes Blut alsbald gerinnt und erst nach Ausstoßung der Gerinnsel Blut zutage treten kann, oder dadurch, daß sich das Blut zunächst im Lungengewebe selbst ausbreitet oder sich teilweise in die Rippenfellhöhle ergießt. Auch kann möglicherweise ein Gefäß nicht völlig eröffnet, sondern nur, etwa in seinen äußeren Wandschichten, geschädigt werden, so daß sich zunächst eine Ausbuchtung der Wand (Aneurysma) bildet, welche erst später unter der Einwirkung des Blutdruckes einreißt.

Ist die als Ursache der Blutung beschuldigte Schädigung nicht sehr erheblich, so darf die Blutung nicht ohne weiteres als Folge einer Verletzung g e s u n d e n Lungengewebes angesehen werden. Denn die große Elastizität der gesunden Lunge läßt Zerreißungen nicht ganz leicht zustande kommen und es bedarf schon einer ziemlich erheblichen Gewalteinwirkung, um sie hervorzurufen. Im ganzen sind infolgedessen Blutungen aus ganz gesunden Lungen ziemlich selten, dagegen solche aus bereits erkrankten, meist tuberkulösen Lungen nach mehr oder weniger schweren äußeren Einwirkungen häufig. (Vgl. S. 31.)

Die Entscheidung der Frage, ob die Blutung nach einer Verletzung aus einer gesunden oder bereits erkrankten Lunge herrührte, ist für die spätere Beurteilung des Falles vielfach sehr wichtig. Aus diesem Grunde muß bei jedem Kranken, der eine Lungenblutung auf einen Unfall zurückführt, sobald es sein Zustand zuläßt, eine möglichst eingehende Untersuchung der Lungen auf tuberkulöse Herde vorgenommen werden. Finden sich solche, so ist man in den meisten Fällen berechtigt, die Blutungsquelle in ihnen zu suchen, aber auch bei Fehlen deutlich nachweisbarer Herde ist mit einem versteckten kleinen Herde als Ort der Blutung zu rechnen.

Die Schwierigkeit für die Beurteilung liegt in allen Fällen, in denen als Ort der Blutung ein tuberkulöser Herd vermutet werden darf, abgesehen von der oft zu beantwortenden juristischen Frage, ob die beschuldigte Einwirkung überhaupt als „Unfall“ anzuerkennen ist, darin, daß sich nie mit Sicherheit entscheiden läßt, ob nicht auch ohne den angeblichen Unfall etwa zur gleichen Zeit eine Blutung eingetreten wäre. Denn das Vorhandensein einer Wanderkrankung an einem in tuberkulösem Gewebe gelegenen Gefäße macht sich bekanntlich in keiner Weise bemerkbar, birgt aber die Gefahr plötzlichen Durchbruches ohne jede äußere Einwirkung oder auch im Anschlusse an einen Hustenstoß oder irgendeine Verrichtung des täglichen Lebens in sich. Je unbedeutender demnach die als Ursache der Blutung beschuldigte Einwirkung ist, desto wahrscheinlicher wird die Annahme, daß auch ohne sie die Blutung annähernd zur gleichen Zeit erfolgt wäre. Handelt es sich dagegen um schwerere Einwirkungen, so muß zugegeben werden, daß die Gefäßwand ohne Beeinflussung durch den Unfall vielleicht bis zur Bildung verstopfender Gerinnsel im Innern des Gefäßes standgehalten haben würde und daß die Blutung demnach ohne das beschuldigte Ereignis nicht eingetreten wäre. Eine Entscheidung ist vom ärztlichen Standpunkte aus in derartigen Fällen nie mit Sicherheit, sondern nur mit mehr oder weniger großer Wahrscheinlichkeit zu treffen.

(Über Tuberkulose vgl. S. 41.)

Der **Verlauf einer Lungenverletzung** ist im wesentlichen davon abhängig, ob die geschädigte Stelle keimfrei bleibt oder nicht. Selbst große Lungenverletzungen können, falls sie nicht infiziert werden, in sehr kurzer Zeit ausheilen, während das Eindringen von Spaltpilzen je nach deren Art zu Entzündung, Eiterung, Brand oder Tuberkulose führen kann.

Auf welchem Wege die Bakterien zur Verletzungsstelle gelangen, ist für die Beurteilung gleichgültig. Bei Durchbohrung der Brustwand können sie von außen her, bei Fehlen einer solchen auf dem Blutwege oder wohl häufiger von den Luftwegen aus eindringen. Die feineren Luftröhren und die Lungenbläschen selbst sind zwar bei völlig gesunder Schleimhaut wahrscheinlich nahezu keimfrei und machen etwa eingedrungene Spaltpilze auf bisher noch nicht völlig aufgeklärte Weise sehr schnell unschädlich. Dringt aber Blut in sie ein oder wird das Gewebe selbst geschädigt, so werden die Schutzvorrichtungen außer Tätigkeit gesetzt und dadurch die Ansiedelung eindringender Spaltpilze ermöglicht. —

Häufig werden die Lungen bei Verletzungen anderer Körperteile in Mitleidenschaft gezogen, z. B. durch Fettembolie bei Knochenbrüchen, deren lange Zeit unbestrittene Bedeutung allerdings durch neuere Untersuchungen zweifelhaft geworden ist, durch Verschleppung von Gerinnseln aus Gefäßen verletzter Teile, bei septischen Erkrankungen, in Form hypostatischer Entzündungen bei schwerem Krankenlager usw. Lungenerkrankungen solcher Art sind unschwer als mittelbare Unfallfolgen zu erkennen.

Bronchialkatarrh.

Einfache akute Luftröhrenkatarrhe kommen nur ausnahmsweise zur unfallrechtlichen Beurteilung, vielmehr hat sich diese meist mit solchen Fällen zu beschäftigen, in denen sich im Verlaufe der akuten Erkrankung schwerere Zustände, besonders katarrhalische Lungenentzündungen, entwickeln oder in denen sich ein chronischer Katarrh mit seinen Folgezuständen, Bronchiektasien usw., herausbildet.

Mechanische Einwirkungen kommen, wie bereits erwähnt, als Ursache ausgebreiteter Bronchialkatarrhe nicht in Frage.

Der Zusammenhang zwischen einer Kälteeinwirkung und einem **akuten Luftröhrenkatarrh** ist als wahrscheinlich zu betrachten, wenn sich innerhalb einer Reihe von Stunden nach einer starken Abkühlung der Haut des ganzen Körpers oder auch nur eines Teiles Erscheinungen seitens der Luftröhren entwickeln oder eine während des genannten Zeitraumes auftretende Erkrankung der oberen Luftwege sich späterhin auf die tieferen Teile ausbreitet. Außer diesem zeitlichen Zusammenhang sind Zeichen einer Erkältungsbronchitis nicht anzuführen.

Ob die beschuldigten Kälteeinwirkungen als Unfall anzusehen sind, muß von Fall zu Fall an Hand der oben gegebenen Begriffsbestimmung (S. 1) entschieden werden.

Die Diagnose der Entstehung eines Luftröhrenkatarrhs durch plötzliche Einatmung reizender gasförmiger Körper ist leicht, wenn zuverlässige Angaben über die ersten Erscheinungen vorliegen: Die Betroffenen bekommen sofort heftigen Hustenreiz, Erstickungsgefühl, Schmerzen in der Brust und verlieren unter Umständen das Bewußtsein. Eine bald nachher vorgenommene Untersuchung ergibt Zeichen eines ausgebreiteten Katarrhs, meist mit reichlicher Absonderung. Gleichzeitig können Reizerscheinungen an den sichtbaren Schleimhäuten bestehen, besonders an den Bindehäuten der Augen. Ihr

Fehlen darf aber nicht gegen die Annahme einer Vergiftung durch Gase usw. als Ursache der Luftröhrenerkrankung angeführt werden.

Denn der augenblicklich eintretende reflektorische Augenschluß entzieht die Bindehäute sehr schnell und bei kurzdauernder Einwirkung meist dauernd der schädlichen Einwirkung, während der Schutz der tieferen Luftwege durch den in gleicher Weise ausgelösten reflektorischen Stimmritzenverschluß nur sehr kurze Zeit anhalten kann. Die nach Öffnung der Stimmritze eintretende tiefe, nicht zu unterdrückende Einatmung läßt die Gase dann tief in die Luftwege eindringen. In seltenen Fällen, z. B. nach Chloreinatmung, kommt es zu einem so heftigen Stimmritzenkrampf, daß der Tod durch Erstickung eintritt.

Die Dauer der Gaseinwirkung ist nicht immer für die Schwere der Folgezustände entscheidend. Zwar ruft eine längere Einwirkung im allgemeinen schwerere Erscheinungen hervor, aber auch nach ganz kurzer Dauer können heftige Katarrhe mit schweren Nachkrankheiten entstehen.

Die Erfahrungen während des Krieges haben gezeigt, daß manche Gase nicht sogleich schwere Erscheinungen hervorrufen, sondern in vielen Fällen erst nach einem freien Zwischenraum von Stunden. Wenn auch die betreffenden Gase in der Technik bisher keine Rolle spielen, so ist doch die Kenntnis dieser Tatsache wichtig.

Schädigungen durch Einatmen von Dampf oder heißer Luft veranlassen die gleichen Erscheinungen wie reizende Gase. Staubeinatmungen kommen häufig als Ursache von Gewerbekrankheiten in Betracht. Selten fällt die Einwirkung unter den Begriff des Unfalls, z. B. dann, wenn beim Verladen staubförmiger Stoffe ein Sack zerreißt und seinen Inhalt plötzlich entleert. Wesentliche, dauernde Schädigungen werden allerdings dadurch wohl nur hervorgerufen, wenn es sich um chemisch reizende Stoffe wie Chlorkalk, Kalkstickstoff usw. handelt.

Chronische Katarrhe sind unschwer als mittelbare Unfallfolgen zu erweisen, wenn eine ununterbrochene Fortentwicklung von den Anfangserscheinungen zu der chronischen Erkrankung erkennbar ist. Es kann aber vorkommen, daß der anfangs bestehende Katarrh nach mehr oder weniger langer Dauer verschwindet oder derartig zurückgeht, daß deutliche Erscheinungen nicht mehr gefunden werden und auch der Betroffene selbst kaum noch Beschwerden wahrnimmt. Tritt dann späterhin wieder ein heftigerer Katarrh ein, so ist die Frage nach dessen Beziehung zu dem

Unfall erheblich schwieriger zu beantworten. Je länger der freie Zwischenraum und je besser der Gesundheitszustand während desselben war, desto weniger wahrscheinlich wird der Zusammenhang, aber auch nach längerem Freibleiben von Krankheitserscheinungen wird man keinen unbedingt ablehnenden Standpunkt einnehmen dürfen. Denn erfahrungsgemäß bleibt nach schwereren Erkrankungen einer Schleimhaut oft lange Zeit eine vermehrte Empfindlichkeit zurück, so daß schon unbedeutende, früher ohne Schaden vertragene Einwirkungen eine erneute Erkrankung zur Folge haben können.

Lungenentzündung.

Bei Lungenentzündungen, die im Verlaufe von durch Unfall entstandenen Luftröhrenkatarrhen auftreten, und bei hypostatischen Entzündungen nach schwerem, durch eine Verletzung erzwungenem Krankenlager liegt der Zusammenhang mit dem Unfalle meist klar zutage, ebenso bei Bronchopneumonien nach Kohlenoxydvergiftung. Erheblich schwieriger liegen die Verhältnisse bei denjenigen Lungenentzündungen, welche mit äußerer Gewalteinwirkung auf den Brustkorb in Zusammenhang gebracht werden, den eigentlichen **„Kontusionspneumonien“**. Ihr Vorkommen, welches übrigens nicht nur nach schweren Verletzungen beobachtet wurde, wird jetzt von den meisten Untersuchern anerkannt.

Die entzündlichen Veränderungen können in derartigen Fällen sehr verschiedene Ausdehnung haben, und zwar lassen sich (nach Stern) folgende Formen unterscheiden:

1. Umschriebene Entzündungsherde nach Art der Bronchopneumonie mit oft sehr geringer Beeinträchtigung des Allgemeinbefindens.

2. Ausgedehnte, einen ganzen Lungenlappen oder mehr ergreifende Entzündungen, die in ihrem Verlauf nicht dem gewöhnlichen Bilde der kruppösen Pneumonie entsprechen und sich besonders durch geringe Beeinträchtigung des Allgemeinbefindens, unregelmäßigen Verlauf des meist geringen Fiebers und Fehlen des rostfarbenen Auswurfs kennzeichnen.

3. Echte kruppöse Lungenentzündungen.

Eine sichere Scheidung zwischen den unter 2 und 3 genannten Formen ist nicht immer möglich, da ja auch bei nicht an Verletzungen anschließenden kruppösen Lungenentzündungen der Verlauf sehr verschieden ist. Eine weitere diagnostische Schwierigkeit, die bei der Vollform der kruppösen Entzündung am geringsten, bei den anderen Arten oft kaum überwindbar ist, besteht darin, daß nach einer Brustverletzung auftretende Verdichtungserscheinungen über den Lungen nicht durch eine Entzündung bedingt zu sein brauchen, sondern auch Folge einer Blutung in das Lungengewebe und die Luftröhren sein können. (S. 31.) Eine solche kann sich mit entzündlichen Vorgängen in mannigfacher Weise verbinden und in dieser Vereinigung ist wahrscheinlich die Erklärung für den eigenartigen Verlauf mancher Fälle der zweiten Gruppe zu suchen.

Das sehr frühzeitige Auftreten einer ausgebreiteten Dämpfung und das Fehlen eines Fortschreitens der Verdichtung spricht in derartigen Fällen für die Annahme einer Blutung, spätere Entwicklung und Weitergreifen der Verdichtung für Entzündung. Rein blutiger Auswurf macht die Annahme einer Blutung wahrscheinlicher, immerhin können aber gelegentlich nach Lungenblutung Blutreste auch in Form eines rostfarbenen Auswurfs entleert werden. Derartiger Auswurf spricht also nicht unbedingt gegen die Annahme einer einfachen Blutung, besonders dann nicht, wenn er erst einige Tage nach der Verletzung beobachtet wird.

Die Beantwortung der Frage nach dem Zusammenhange zwischen Unfall und Lungenentzündung ist am leichtesten in Fällen, in denen sich bronchopneumonische Verdichtungen in der Nähe der verletzten Stelle nahe der Lungenoberfläche, oft unter gleichzeitiger Beteiligung des Rippenfells entwickeln, so daß eine örtliche Beziehung ohne weiteres erkennbar ist. Stark blutiger, auf Lungenverletzung hindeutender Auswurf stützt die Annahme eines Zusammenhanges. Unfallrechtlich sind die Fälle dieser Gruppe von geringer Bedeutung, da sie meist günstig verlaufen, falls nicht anderweitige Verletzungen den Tod herbeiführen. Viel wichtiger sind die Fälle der 2. und 3. Gruppe.

Die Annahme, daß starker Blutgehalt des Auswurfs diese Erkrankungen kennzeichne, hat sich als unhaltbar erwiesen, da diese Beschaffenheit des Auswurfs in solchen Fällen fehlen, bei nicht durch Verletzung hervorgerufenen Lungenentzündungen aber vorkommen kann. Sichere Kennzeichen, welche die Diagnose auf „Kontusionspneumonie“ gestatteten, sind überhaupt nicht bekannt. Die Beurteilung kann sich demnach nur auf den Nachweis eines örtlichen und zeitlichen Zusammenhangs stützen.

Befällt die Entzündung einen dem verletzten Abschnitte der Brustwand benachbarten Lungenteil, so ist damit ein wichtiges Beweismittel für die Annahme eines Zusammenhanges gegeben. Entstehung der Entzündung in einem entfernten Lungenabschnitt macht ihn zwar weniger wahrscheinlich, läßt ihn aber nicht ausschließen, vorausgesetzt, daß die Verletzung einigermaßen schwer war (Gegenstoßwirkung).

Denn wenn wir zugeben, daß eine Lungenverletzung auch entfernt vom Orte der Gewalteinwirkung entstehen kann, so müssen wir auch anerkennen, daß sich an einer so geschädigten Stelle Entzündungserreger ansiedeln können.

Das Vorliegen eines zeitlichen Zusammenhanges ist mit großer Wahrscheinlichkeit zu bejahen, wenn die Lungenentzündung innerhalb der ersten beiden Tage nach dem Unfalle einsetzt und auch dann noch anzuerkennen, wenn sie im Laufe des 3. oder 4. Tages beginnt. In Fällen, in denen nach einem schweren Unfall nahe örtliche Beziehungen zwischen der Verletzungsstelle und dem Sitze der Entzündung erkennbar sind oder Erscheinungen von Lungenverletzung bestanden haben, wird man auch bei Beginn der Lungenentzündung nach dem 4. Tage noch die Wahrscheinlichkeit eines Zusammenhanges zugeben müssen [1]), bei leichter Verletzung und Fehlen der oben genannten Kennzeichen hingegen kaum mehr als die Möglichkeit zugestehen dürfen.

Die Unsicherheit in der Beurteilung des zeitlichen Zusammenhanges hat ihren Grund darin, daß wir nicht wissen, wann die Krankheitserreger in das geschädigte Lungengewebe eindringen und wie lange Zeit sie zu ihrer Entwicklung und Verbreitung überhaupt und unter den Bedingungen des gegebenen Falles nötig haben. Außerdem ist es gerade bei den Fällen der 2. Gruppe gar nicht selten, daß die Lungenerscheinungen sich schleichend entwickeln, der Zeitpunkt des Beginnes der Entzündung also gar nicht genau angegeben werden kann.

Wird unmittelbar oder doch nur sehr kurze Zeit nach einem verhältnismäßig geringfügigen angeblichen Unfall, der nicht zu deutlichen Erscheinungen von Lungenverletzung

---

[1]) Diese Darlegungen tragen im wesentlichen den praktischen Gesichtspunkten Rechnung. Vom rein wissenschaftlichen Standpunkte aus dürfen derartige Fälle nicht als sichere „Kontusionspneumonien" anerkannt werden.

geführt hat, eine ausgedehnte Verdichtung der Lunge festgestellt, so ist die Annahme vorherigen Bestehens der Erkrankung wahrscheinlich.

In manchen Fällen dieser Art ist die Lungenentzündung geradezu als Ursache des „Unfalles" anzusehen. Denn es ist bekannt, daß sich, z. B. bei Trinkern, eine kruppöse Lungenentzündung bis zu erheblicher Ausdehnung entwickeln kann, ohne daß der Kranke zunächst seine Arbeit unterbricht. Stürzt er dann in einem plötzlichen Schwächeanfall zusammen oder spürt er im Augenblick schweren Hebens Schmerzen, so liegt für ihn die Auffassung eines derartigen Ereignisses als „Unfall" sehr nahe. Auch der einleitende Schüttelfrost wird seitens der Kranken nicht selten als Zeichen einer „Erkältung" aufgefaßt, ohne daß bei genauerer Nachforschung eine nennenswerte Kälteeinwirkung nachgewiesen werden kann.

Nicht selten wird Entstehung einer Lungenentzündung infolge **einmaliger starker Muskelanstrengung** behauptet. In der weitaus größten Zahl derartiger Fälle geht man mit der Annahme des Beginnes der Erkrankung vor dem Unfalle wohl nicht fehl. Die Wahrscheinlichkeit eines ursächlichen Zusammenhanges darf jedenfalls nur anerkannt werden, wenn im Anschluß an eine sehr heftige Anstrengung bei einem bis dahin völlig gesunden Menschen Erscheinungen einer Lungenverletzung, besonders Bluthusten, auftraten und innerhalb der oben angegebenen zeitlichen Grenzen die Entzündung einsetzte. In allen anderen Fällen wird man kaum mehr als die Möglichkeit eines Zusammenhanges zugestehen können.

Ob eine in Form eines Unfallereignisses stattfindende **Kälteeinwirkung** als Ursache einer später auftretenden Lungenentzündung anzusehen ist, läßt sich nie mit Sicherheit entscheiden, sondern wird nur durch das Bestehen eines zeitlichen Zusammenhanges wahrscheinlich gemacht. Man wird aber hier noch schärfere Anforderungen an dessen Nachweis stellen müssen als bei Entzündungen nach mechanischer Schädigung der Lungen.

Chronische Lungenentzündungen nach Brustverletzung sind vereinzelt beschrieben worden, lassen sich aber meist nicht mit Sicherheit von Tuberkulose unterscheiden.

Lungenbrand.

L u n g e n b r a n d (L u n g e n g a n g r ä n) kann als mittelbare Unfallfolge zustande kommen, wenn Fäulniserreger von Wunden aus durch Vermittelung der Blutbahn in die Lungen verschleppt werden, wenn in der Umgebung der Lungen entstandene Krankheitsherde in diese durchbrechen oder wenn, wie oben bereits erwähnt (S. 30), von den Luftwegen aus Fremdkörper in die Lungen eindringen. Endlich ist Entwicklung im Anschluß an eine durch Verletzung entstandene Lungenentzündung möglich.

Ohne eine vermittelnde Erkrankung der genannten Art entsteht Lungenbrand gelegentlich infolge einer schweren Gewalteinwirkung auf den Brustkorb. Es handelt sich dabei um ähnliche Vorgänge, wie sie bei Besprechung der Lungenentzündung erörtert wurden, nur mit dem Unterschiede, daß sich an Stelle der Entzündungserreger Fäulnisbakterien in den geschädigten Lungenteilen ansiedeln. Die für die Entzündung gegebene Darlegung hat dementsprechend im wesentlichen auch für den Lungenbrand Gültigkeit. Die Beurteilung des örtlichen Zusammenhanges ist bei beiden Erkrankungen gleich; dagegen sind die Grenzen des zeitlichen Zusammenhanges beim Lungenbrand erheblich weiter zu ziehen, wenigstens wenn man die Entleerung übelriechenden Auswurfes als des ersten sicheren Zeichens brandiger Vorgänge zugrunde legt. Sie kann nach einigen Tagen oder Wochen, ausnahmsweise aber auch erst nach Monaten auftreten. Bei derartig langen Zwischenräumen wird man aber nur dann einen Zusammenhang mit der Verletzung als wahrscheinlich anerkennen können, wenn deutliche Brückensymptome (Husten, Auswurf usw.) bestanden haben.

Lungenabszeß.

Lungenabszeß scheint nach nicht durchbohrenden (penetrierenden) Verletzungen sehr selten zu sein. Für ihn würden etwa die gleichen Gesichtspunkte gelten wie für Entzündung und Brand.

Lungentuberkulose.

Die Frage nach ursächlichen Beziehungen zwischen einem Unfall und einer Lungentuberkulose begegnet dem Gutachter sehr oft, weil, ganz abgesehen von der außerordentlichen Häufigkeit der Erkrankung, mannigfache Beeinflussungen des Verlaufs durch äußere Einwirkungen möglich sind. Dazu kommt, daß nicht selten Blutungen aus tuberkulös erkrankten Lungen während der Arbeit eintreten und daß selbstverständlich der davon Betroffene geneigt ist, eine solche sinnfällige und beängstigende Verschlimmerung eines bis dahin vielleicht gar nicht bemerkten oder doch kaum beachteten Leidens als Folge irgendeiner äußeren Einwirkung zu deuten, die er dann naturgemäß als „Unfall“ auffaßt.

Bei Erörterung der Beziehungen zwischen Unfall und Lungentuberkulose ist zwar die Möglichkeit nicht zu bestreiten, daß in ähnlicher Weise wie bei der Lungenentzündung durch Schädigung des Lungengewebes die Ansiedelung zufällig von außen her eindringender Tuberkelbazillen bei einem bis dahin völlig tuberkulosefreien Menschen zustande kommen könnte. Der Nachweis dieser Entstehungsart einer Lungentuberkulose ist aber bisher in keinem Falle erbracht und wird sich auch wohl nie erbringen lassen. Denn wie aus zahlreichen pathologisch-anatomischen Untersuchungen hervorgeht, hat die übergroße Mehrzahl aller erwachsenen Menschen irgendeine tuberkulöse Erkrankung durchgemacht, die besonders oft in den Lungen ihren Sitz hatte. Es wird sich daher nie mit Sicherheit behaupten lassen, daß ein Mensch, bei dem im Anschlusse an eine Verletzung Erscheinungen von Tuberkulose erkennbar wurden, vorher völlig gesund war, d. h. weder in der Lunge noch in einem anderen Organ einen tuberkelbazillenhaltigen Herd beherbergte.

Praktisch müssen wir hieraus die Berechtigung herleiten, in jedem Falle auch bei einem vorher anscheinend ganz gesunden Menschen das Bestehen eines tuberkulösen Herdes bereits vor dem Unfalle mit überwiegender Wahrscheinlichkeit anzunehmen. Bei der Begutachtung haben wir demgemäß im wesentlichen nur die Frage zu prüfen, ob der Unfall einen bis dahin unbemerkt bestehenden, ruhenden (latenten) Herd zur Ausbreitung angeregt hat.

Sie ist mit Bestimmtheit zu bejahen, wenn sich bei einem bis dahin anscheinend gesunden Menschen die Erscheinungen der Tuberkulose in fortlaufender, ununterbrochener Entwicklung an eine durch Verletzung hervorgerufene Lungenentzündung anschließen. Dabei wird allerdings oft nicht zu entscheiden sein, ob es sich zuerst um eine einfache Lungenentzündung handelte, auf deren Boden später die Tuberkulose entstand, oder ob die Verdichtung der Lunge nicht schon von Anfang an tuberkulöser Art war.

Entwickelt sich eine Lungentuberkulose im Anschluß an einen schweren, etwa durch Gaseinatmung hervorgerufenen Luftröhrenkatarrh, so wird man ebenfalls einen mittelbaren Zusammenhang der Tuberkulose mit dem Unfall mit großer Wahrscheinlichkeit anerkennen müssen, vorausgesetzt, daß keine längeren freien Zwischenräume die Entwicklung des Leidens unterbrochen haben.

Entsteht eine Lungentuberkulose nach einer Gewalteinwirkung auf den Brustkorb, ohne daß Erkrankungen der eben besprochenen Art zwischen ihr und dem Unfalle vermitteln, so wird die Beurteilung schwieriger. Es sind dann ähnliche Erwägungen am Platze wie bei der Lungenentzündung, nur muß man entsprechend der langsameren Entwicklung tuberkulöser Veränderungen bei Beurteilung des zeitlichen Zusammenhanges erheblich größere Zeiträume ins Auge fassen. Es können Wochen, unter Umständen sogar Monate vergehen, bis eine deutliche Erkrankung der Lungen durch die physikalische Untersuchung nachgewiesen wird. Je größer aber der zeitliche Abstand wird, desto zurückhaltender muß man mit der Annahme eines ursächlichen Zusammenhanges sein, wenn nicht zwischenzeitlich Störungen vorhanden waren, die auf eine in Entwicklung begriffene Erkrankung hinwiesen. Dabei haben den gleichen Wert wie Erscheinungen seitens der Atmungsorgane (Husten, Auswurf, Schmerzen in der Brust) solche allgemeiner Art, wie Mattigkeit, Abmagerung, Nachtschweiße usw. Fehlen derartige Brückensymptome und beträgt der Zeitraum zwischen Unfall und Eintritt der Tuberkulose mehr als einige Monate, so kann zwar die Möglichkeit eines Zusammenhanges nicht ganz in Abrede gestellt, die Wahrscheinlichkeit aber nicht anerkannt werden. Genauere Zeitangaben sind unmöglich, da der Verlauf je nach der Widerstandsfähigkeit des Kranken und der Bösartigkeit (Virulenz) der eingedrungenen Tuberkelbazillen naturgemäß ganz verschieden ist.

Für die örtlichen Beziehungen gilt wie bei der Lungenentzündung der Satz, daß Erkrankung des unmittelbar von der Verletzung getroffenen Lungenteils die Wahrscheinlichkeit des ursächlichen Zusammenhangs erhöht. Dagegen ist der umgekehrte Schluß, daß eine Erkrankung entfernt gelegener Lungenteile gegen die Annahme eines ursächlichen Zusammenhanges spreche, bei der Tuberkulose noch weniger statthaft wie bei der einfachen Entzündung.

Denn es ist klar, daß gerade diejenigen Lungenteile besonders leicht durch eine Gewalteinwirkung auf den Brustkorb geschädigt werden können, in denen ein tuberkulöser Herd eingeschlossen und infolgedessen stellenweise das widerstandsfähige elastische Gewebe durch leichter zerreißliches Bindegewebe ersetzt ist. Daß auch eine heftige Muskelanstrengung gelegentlich eine Zerreißung derartigen Gewebes herbeiführen kann, läßt sich nicht bestreiten.

Vielleicht noch häufiger wie die Frage, ob ein ruhender tuberkulöser Herd durch eine Verletzung zur Weiterentwicklung veranlaßt wurde, ist ein Gutachten darüber abzugeben, ob der Verlauf einer vor dem Unfall bereits vorhandenen, deutliche Krankheitserscheinungen verursachenden Lungentuberkulose durch einen Unfall wesentlich beeinflußt wurde.

Alle Schädigungen, die einen ruhenden Tuberkuloseherd wieder zur Ausbreitung anzuregen vermögen, können auch auf eine Tuberkulose der erwähnten Art ungünstig einwirken. Die Entscheidung darüber, ob dies tatsächlich geschehen ist, bietet aber in solchen Fällen oft außerordentliche Schwierigkeiten. Diese liegen in erster Linie in der Mannigfaltigkeit und Unberechenbarkeit des Krankheitsverlaufes bei Lungentuberkulose, Eigenschaften, durch welche eine sichere Vorhersage fast unmöglich gemacht wird, und ferner manchmal in der unzureichenden Kenntnis des Befundes und der Krankheitsentwicklung vor der Verletzung. Denn eine einigermaßen sichere Beurteilung derartiger Fälle ist nur möglich auf Grund eines eingehenden Vergleiches des Krankheitsverlaufes vor und nach dem Unfalle.

Es sind daher, wenn nach der Art des Unfalles überhaupt die Möglichkeit einer verschlimmernden Einwirkung auf die Lungentuberkulose zuzugeben ist, über das Verhalten des Verletzten vor dem Unfalle eingehende Nachforschungen anzustellen, die sich auf einen möglichst großen Zeitraum und auf das gesamte Verhalten des Verletzten, frühere Erkrankungen, Lohnverhältnisse, Lebensbedingungen erstrecken müssen. Vor allem ist aber möglichst bald nach dem Unfalle eine eingehende Untersuchung der Lungen vorzunehmen und der Befund genau aufzuzeichnen. Besonders in Fällen, in denen über das Vorleben des Verletzten nichts Sicheres festzustellen ist, hat dieser erste Befund entscheidende Bedeutung, in dem Maße, daß sein Fehlen ein sicheres Urteil ganz unmöglich machen kann.

Bei der Begutachtung haben bezüglich des örtlichen Zusammenhanges etwa die gleichen Erwägungen Gültigkeit, wie sie bei Besprechung der Einwirkung eines Unfalles auf einen ruhenden Tuberkuloseherd dargelegt wurden.

Ungünstige Beeinflussung des Krankheitsverlaufes ist mit Wahrscheinlichkeit anzunehmen, wenn sich nach der Verletzung eine bis dahin nicht zum Fortschreiten neigende Erkrankung schnell weiterentwickelt hat, indem die Tuberkulose auf bisher verschonte Lungenteile übergriff oder indem starke Zunahme der Erscheinungen im

Bereich des bereits bestehenden Herdes eintrat. In demselben Sinne spricht das Auftreten von Fieber bei bis dahin fieberlosem Verlauf oder starke Gewichtsabnahme und schneller Kräfteverfall bei einem bis zum Unfall noch arbeitsfähigen Kranken. Man halte sich aber stets vor Augen, daß derartige Änderungen im Verlaufe einer Tuberkulose gar nicht selten auch ohne jede äußere Einwirkung vorkommen, und hüte sich vor allem, aus dem Auftreten einer einzelnen neuen Erscheinung, etwa von Nachtschweißen, eine wesentliche Verschlimmerung durch den Unfall herleiten zu wollen. Nur auf Grund des gesamten Krankheitsbildes läßt sich ein hinreichend sicheres Urteil gewinnen.

Die Entwicklung einer Tuberkulose bei einem anscheinend Gesunden oder die Verschlimmerung einer bereits bestehenden derartigen Erkrankung im Anschlusse an eine Lungenblutung ist mit Wahrscheinlichkeit als Unfallfolge zu betrachten, wenn anerkannt wird, daß die Blutung durch den Unfall ausgelöst wurde (vgl. S. 32), und wenn außerdem ein zeitlicher Zusammenhang zwischen der Blutung und dem Auftreten oder der Verschlimmerung einer Lungentuberkulose in dem oben besprochenen Sinne erkennbar ist.

Daß eine Lungenblutung in manchen Fällen ungünstig auf den Verlauf einer Lungentuberkulose einwirken kann, unterliegt keinem Zweifel. Denn erfahrungsgemäß schließt sich an eine Blutung nicht selten die schnelle Ausbreitung einer bis dahin vielleicht gar nicht bemerkten tuberkulösen Lungenerkrankung an, oder erhebliche Verschlimmerung einer bereits fortgeschritteneren Tuberkulose. Gelegentlich kann sogar eine rasch zum Tode führende Aussaat von Tuberkelbazillen über ausgedehnte Lungenteile erfolgen, indem das Blut die Bazillen aus dem alten Herde ausschwemmt und mit ihnen durchsetzt in andere Lungenteile angesaugt wird.

Endlich wird nicht selten behauptet, daß Schwächung des Körpers durch einen Unfall oder seine Folgen den Verletzten für die Ansteckung mit Tuberkelbazillen empfänglich gemacht oder Verschlimmerung einer bereits bestehenden Lungentuberkulose verursacht habe.

In dieser Hinsicht werden die mannigfachsten Einflüsse beschuldigt: Starker Blutverlust bei der Verletzung, Verschlechterung der Lebensbedingungen infolge geringerer Einnahme nach dem Unfall, Mangel an frischer Luft

(z. B. infolge Gehstörung), langdauernde Bettruhe, ungünstige Einwirkung gedrückter Stimmung, Beeinträchtigung des Allgemeinbefindens durch Kopfschmerzen oder sonstige Beschwerden, Appetitlosigkeit usw.

In Fällen, in denen ein Unfall schweres Siechtum zur Folge hatte, muß die Möglichkeit eines wesentlichen ungünstigen Einflusses auf den Verlauf einer Lungentuberkulose oder auf die Entstehung einer solchen von einem vorher ruhenden Herde aus zugegeben werden. Die Wahrscheinlichkeit eines derartigen Zusammenhanges kann aber nur anerkannt werden, wenn ein auffallend schnelles Fortschreiten einer bis dahin gutartig verlaufenen Tuberkulose oder schnelle Entwicklung der Erkrankung bei einem vor dem Unfall anscheinend gesunden Menschen nicht allzulange nach der Verletzung eintrat. Dagegen wird man, wenn nur allgemeine Behauptungen der oben erwähnten Art vorgebracht werden, zwar oft die Möglichkeit eines gewissen Einflusses nicht ablehnen, eine wesentlich verschlimmernde Wirkung aber meist nicht als wahrscheinlich erweisen können.

Ganz unwahrscheinlich wird eine solche in derartigen Fällen, wenn der Verletzte durch den Unfall zur Aufgabe einer erfahrungsgemäß ungesunden Beschäftigung veranlaßt wurde, da durch den Wegfall der Berufsschädigungen ein Nachteil der genannten Art doch wohl zum mindesten ausgeglichen wird.

Miliartuberkulose. Wenn ein wesentlicher, ungünstiger Einfluß eines Unfalles auf Entstehung oder Verlauf einer tuberkulösen Erkrankung nachgewiesen ist, so muß auch eine im Anschlusse an diese entstehende Miliartuberkulose vom unfallrechtlichen Standpunkte aus als mittelbare Unfallfolge anerkannt werden. Außerdem ist die Möglichkeit gegeben, daß Verletzung eines Tuberkelbazillen einschließenden Körperteils (Knochen, Drüsen, Lunge usw.) zu deren Freiwerden und Eindringen in die Lymph- oder Blutbahn führen kann. Außer örtlichen Gewalteinwirkungen könnten vielleicht auch schwere allgemeine Erschütterungen derartige Folgen nach sich ziehen. Der ursächliche Zusammenhang kann aber nur in solchen Fällen als wahrscheinlich anerkannt werden, in denen die Erscheinungen der Miliartuberkulose wenige Tage oder Wochen nach der Verletzung eintreten. In letzterem Falle muß aber der Nachweis von Brückensymptomen, z. B. in Form von Störungen des Allgemeinbefindens, verlangt werden.

Erkrankungen des Rippenfells.

Rippenfellentzündungen sind unschwer als mittelbare Unfallfolgen erkennbar, wenn sie sich im Anschluß an Lungenerkrankungen entwickeln, die durch ein Unfallereignis hervorgerufen wurden. Ebenso liegt ihre Beziehung zu durchbohrenden Brustverletzungen im allgemeinen klar zutage.

Nach stumpfen, nicht durchbohrenden (perforierenden) Brustwandverletzungen entstehen oft trockene **Entzündungen des Rippenfells,** die sich durch bald nach der Verletzung in der Umgebung der verletzten Stelle auftretende Reibegeräusche verraten. Sie heilen gewöhnlich ziemlich schnell ab und nur in selteneren Fällen entwickeln sich mehr oder weniger rasch die Zeichen eines Ergusses.

Ob Ergüsse lediglich als Folge einer nicht durchbohrenden Verletzung, ohne Mitwirkung von Bakterien, entstehen können, mag dahingestellt bleiben. Für die große Mehrzahl der Fälle ist jedenfalls die Mitwirkung von Keimen anzunehmen, die von der Lunge aus oder auf dem Blutwege in das geschädigte Gewebe gelangen. Eiterbildung ist nach stumpfen Verletzungen selten, dagegen scheint die Entwicklung tuberkulöser Erkrankungen verhältnismäßig häufig zu sein.

Die unfallrechtliche Beurteilung ist bei Rippenfellergüssen leicht, wenn der Krankheitsverlauf genau beobachtet wurde und wenn sich hierbei ergab, daß zunächst in der Umgebung der Verletzungsstelle Reibegeräusche und erst später allmählich ein Erguß eintrat. In derartigen Fällen ist der Unfall mit Bestimmtheit als wesentlich mitwirkende Ursache der Erkrankung anzuerkennen.

Kennzeichen, durch welche eine Rippenfellentzündung ohne weiteres als Verletzungsfolge erwiesen werden könnte, sind nicht bekannt. Blutigseröse Flüssigkeit wird nicht selten gefunden, ist aber nicht beweisend, weil sie auch unter anderen Bedingungen häufig vorkommt.

Bemerkenswert ist, daß bei gleichzeitiger Verletzung von Lunge und Rippenfell erstere von Folgezuständen freibleiben kann, während sich an letzterem eine Entzündung einstellt. Entstehung einer Rippenfellerkrankung ohne erkennbare Mitbeteiligung der Lunge beweist also nicht, daß diese nicht geschädigt wurde.

Wird sehr frühzeitig, Stunden oder wenige Tage nach einer Verletzung, eine große Flüssigkeitsansammlung festgestellt, so ist an eine Blutung (Hämothorax) zu denken und Probepunktion vorzunehmen. Ergibt sie Blut, so ist damit der Zusammenhang mit dem Unfall erwiesen. Findet sich Flüssigkeit von anderer Beschaffenheit (serös, blutig-serös usw.), so ist zu prüfen, ob die Rippenfellentzündung nicht schon vor dem Unfall bestanden haben könnte. Je größer der Erguß und je kürzer die Zeit zwischen der Verletzung und seinem Nachweis, desto wahrscheinlicher wird diese Annahme, weil die Ausschwitzung größerer Flüssigkeitsmengen mindestens einige Tage in Anspruch nimmt. Sehr schnelle Entstehung eines großen Ergusses kann zwar vorkommen, ist aber immerhin ungewöhnlich.

Gegenüber der Behauptung eines angeblich Verletzten, er sei bis zum Unfalle völlig gesund gewesen, ist große Vorsicht geboten, weil erfahrungsgemäß langsam wachsende Rippenfellergüsse bei wenig empfindlichen Menschen oft erstaunliche Größe erreichen können, ohne von ihnen bemerkt zu werden. Nicht selten wird dann die Aufmerksamkeit des Kranken durch Schmerzen bei einer Bewegung, durch einen leichten Stoß usw. auf die bestehende Erkrankung hingelenkt, besonders auch durch einen Schmerz, der beim Heben eines schweren Gegenstandes auftritt. Dementsprechend begegnet man häufig der Angabe, eine Rippenfellerkrankung sei durch „Verheben" entstanden. Daß ein Vorgang dieser Art das gesunde Rippenfell schädigen könne, ist auszuschließen.

Kommt ein Kranker mit Rippenfellerguß erst einige Zeit nach einem als Ursache der Erkrankung beschuldigten Unfall in ärztliche Beobachtung, so ist nur dann die Annahme eines Zusammenhanges zulässig, wenn die Verletzung nachweislich die erkrankte Brustseite betroffen hat. Betreffs des zeitlichen Zusammenhanges kann auf die Ausführungen bei der Lungentuberkulose (S. 43) und für Fälle, bei denen eine tuberkulöse Erkrankung unwahrscheinlich ist, auf diejenigen bei der Lungenentzündung (S. 39) verwiesen werden. Eine sichere Entscheidung über die Beziehungen zwischen Unfall und Erkrankung ist bei der Mehrzahl derartiger Kranker nicht möglich.

Nach Ausheilung von Rippenfellentzündungen bleiben nicht selten für längere Zeit Beschwerden, besonders Schmerzen oder unangenehme Empfindungen bei tiefer Atmung, bei Bewegungen, beim schweren Heben usw., zurück, die in den meisten Fällen durch Verwachsungen bedingt sind. Betreffen sie die Gegend der unteren Lungenränder, so sind sie an deren schlechterer Verschieblichkeit leicht erkennbar, in anderen Fällen kann eine Störung der Zwerchfellbewegung bei der Röntgendurchleuchtung genügende diagnostische Anhaltspunkte geben. Sind Lungenränder und Zwerchfell frei, so können gleichwohl als Ursache der Beschwerden umschriebene Verwachsungen, z. B. an einer Verletzungsstelle, bestehen. Deren Nachweis ist manchmal unmöglich. Die Röntgenuntersuchung läßt dabei im Stich und nur selten finden sich leichte Veränderungen des Klopfschalls oder des Atmungsgeräusches. In solchen Fällen wird man die Möglichkeit von Verwachsungsbeschwerden zugeben müssen, nervöse Störungen aber nicht ausschließen können, vorausgesetzt, daß nicht etwa ein Täuschungsversuch vorliegt. Gerade für solche Verletzte ist die Versuchung sehr groß, das Fortbestehen ursprünglich vorhandener Beschwerden zu behaupten. Bei der Begutachtung ist darauf Rücksicht zu nehmen, daß erfahrungsgemäß die durch geringfügige Verwachsungen bedingten Beschwerden meist in verhältnismäßig kurzer Zeit wieder verschwinden, und man wird z. B. die Annahme des Weiterbestehens wesentlicher, organisch bedingter Beschwerden ablehnen müssen, wenn solche bei fehlendem oder nur geringfügigem Befunde noch Jahre nach der Abheilung eines Rippenfellergusses behauptet werden.

Für die Bemessung der Erwerbsbeschränkung ist die Tatsache wichtig, daß ausgedehntere Verwachsungen die Atmung oft beträchtlich erschweren, doppelseitige, vollständige Verwachsung der Rippenfellblätter jede körperliche Anstrengung unmöglich machen.

Luftansammlung im Rippenfellraum (Pneumothorax) kann, abgesehen von durchbohrenden Wunden der Brustwand, als Folge aller Verletzungen entstehen, die geeignet sind, Lungenzerreißungen herbeizuführen. Dabei ist zu beachten, daß sie sich nicht immer unmittelbar nach dem Unfalle zu entwickeln braucht, sondern daß sie gelegentlich erst nach Stunden eintritt. In derartigen Fällen entsteht höchstwahrscheinlich ein unvollständiger Einriß im Rippenfell, der erst später, etwa infolge eines Hustenstoßes oder einer ähnlichen Einwirkung, vollständig durchbricht.

Wenn ein Pneumothorax nach verhältnismäßig unbedeutenden Schädigungen, „Verheben“ usw. eintritt, so hat höchstwahrscheinlich vorher bereits eine Lungenerkrankung, meist eine Tuberkulose, bestanden. Für die Beurteilung gelten dann ähnliche Grundsätze wie für die Lungenblutung.

Ansammlung von Luft und seröser Flüssigkeit oder Eiter im Rippenfellraum (Sero- und Pyopneumothorax) bedürfen keiner besonderen Besprechung. In seltenen Fällen kann sich infolge Zerreißung großer Lymphgefäße, besonders des Ductus thoracicus, ein Chylothorax bilden.

Kreislaufsorgane.

Abgesehen von durchbohrenden Verletzungen, deren Besprechung in das Gebiet der Chirurgie gehört und die der unfallrechtlichen Beurteilung keine Schwierigkeiten bieten, kann das Herz in mannigfachster Weise unmittelbar und mittelbar durch Unfallereignisse beeinflußt werden.

Als unmittelbar auf das Herz einwirkende Schädigungen kommen folgende in Frage:

1. Gewalteinwirkungen auf die Brust, die Verletzungen des Herzbeutels, des Herzmuskels und der Herzinnenhaut einschließlich der Herzklappen hervorzurufen und auch die Herznerven zu schädigen vermögen.

Sie können alleinige Krankheitsursache sein oder die Ansiedelung von Bakterien ermöglichen und dadurch entzündliche Erkrankungen veranlassen oder endlich bereits bestehende Erkrankungen ungünstig beeinflussen.

Heftige Gewalteinwirkungen durch Sturz aus großer Höhe, Quetschung der Brust durch herabstürzende Massen oder durch Einklemmung, Hufschlag usw. veranlassen manchmal sehr schwere Herzverletzungen, Zerreißungen oder Zermalmungen im Muskel, Zerreißungen des Herzüberzugs, der Herzinnenhaut oder der Herzklappen, Abreißung der Brustschlagader oder sogar des ganzen Herzens usw. Meist werden gleichzeitig Rippen- oder Brustbeinbrüche gefunden, in anderen Fällen fehlen aber derartige Nebenverletzungen. Das hat seinen Grund in der außerordentlichen Elastizität des Brustkorbes besonders junger Menschen, die es ermöglicht, an Leichen nach Entfernung der Brusteingeweide Brustbein und Wirbelsäule durch Druck von vorn her in Berührung zu bringen, ohne daß Rippen brechen. Es ist klar, daß weniger heftige oder in weniger gefährlicher Richtung auftretende Gewalteinwirkungen leichtere Verletzungen, Blutungen in den Muskel, unter dem Herzüberzug usw., Einrisse in die Klappen und ähnliche Schädigungen zur Folge haben können, die je nach ihrer Beschaffenheit ohne wesentliche Folgen ausheilen oder, manchmal unter Mitwirkung von Bakterien, zu dauernden Veränderungen führen.

Gleichzeitige Verletzungen der Lungen und des Rippenfells sind häufig.

2. Plötzliche starke Überanstrengungen, durch welche die Klappen, der Muskel und die Innervation eines bis dahin gesunden Herzens geschädigt oder bereits vorhandene Erkrankungen verschlimmert werden können.

Starke Muskeltätigkeit stellt an und für sich schon erhöhte Anforderungen an das Herz; da die vermehrte Blutzufuhr zu den arbeitenden Muskeln eine Steigerung der Herzarbeit veranlaßt. Bei einer heftigen kurzdauernden Anstrengung, z. B. beim Heben eines sehr schweren Gegenstandes, beim Anstemmen gegen einen solchen usw., wird die Herztätigkeit außerdem noch in anderer Weise beeinflußt. Durch die gewaltsame Anspannung der gesamten Rumpfmuskulatur bei geschlossener Stimmritze wird ein starker Druck auf die Eingeweide der Brust- und Bauchhöhle ausgeübt, und dabei tritt eine erhebliche Steigerung des Blutdruckes, eine Zusammenpressung des Herzens, die bei Beobachtung auf dem Röntgenschirm deutlich erkennbar ist, und eine Behinderung des Blutzuflusses zum Herzen ein. Die beiden letztgenannten Vorgänge sind höchstwahrscheinlich geeignet, die Ernährung des Herzmuskels selbst zu schädigen, während die Blutdrucksteigerung gleichzeitig eine Mehrarbeit seitens des Herzens verlangt und außerdem besonders das Gefäßsystem und die Brustschlagaderklappen bedroht.

Nicht selten wirken bei Unfällen äußere Gewalt und Überanstrengung zusammen, z. B. wenn der Bedrohte sich mit äußerstem Kraftaufwand der hereinbrechenden Gefahr zu entziehen oder sie abzuwehren versucht.

Es ist selbstverständlich, daß alle derartigen Vorgänge für ein bereits erkranktes Herz eine weit größere Gefahr bilden als für ein gesundes.

Mittelbar kann das Herz geschädigt werden:

1. durch von Wunden aus in die Blutbahn eindringende Bakterien, die entzündliche Erkrankungen veranlassen;

2. durch Mitbeteiligung bei Unfallerkrankungen anderer Organe (Nervensystem, Lunge, Nieren usw.) und bei Allgemeinerkrankungen (Hitzschlag, akuten Vergiftungen usw.).

Die Beurteilung des Zusammenhanges von Erkrankungen der Kreislaufsorgane mit Unfällen wird dadurch beträchtlich erschwert, daß Herz und Gefäßsystem in vielen Fällen vor oder nach dem Unfalle durch Einflüsse geschädigt werden, die sich nur sehr schwer mit ausreichender Sicherheit nachweisen oder ausschließen lassen. Es versteht sich von selbst, daß genaue Nachforschungen in dieser Hinsicht notwendig sind. Sie haben sich besonders auf Gelenkrheumatismus, Syphilis, Alkohol- und Tabakmißbrauch usw. zu erstrecken.

Weiter wird die Sicherheit der Beurteilung dadurch beeinträchtigt, daß nicht selten erhebliche Veränderungen an den Kreislaufsorganen schon lange Zeit bestehen, bevor die Kranken sich dessen bewußt werden. Der einwandfreie Nachweis, daß Herz und Gefäße eines Verletzten vor dem Unfalle völlig gesund waren, läßt sich nur in den seltensten Fällen erbringen. Selbst dann, wenn zufällig kurz vorher eine ärztliche Untersuchung stattgefunden hat, ist noch Vorsicht bei der Beurteilung geboten, weil ja z. B. die Geräusche bei manchen Herzfehlern zeitweise verschwinden und beginnende Erkrankungen, Herzmuskelveränderungen, Schlagaderverhärtung, Erweiterungen der Brustschlagader usw., wenn überhaupt, so doch jedenfalls nur bei sehr eingehender Untersuchung erkennbar sind.

Die Beurteilung von Herzerkrankungen ist verhältnismäßig leicht, wenn unmittelbar nach einem Unfalle schwere Störungen der Herztätigkeit bei einem nach Ausweis der Lohnlisten usw. bis dahin voll arbeitsfähigen Menschen auftreten, weil unter diesen Umständen sicher Anspruch auf Rente besteht, gleichgültig, ob der Kranke vorher ganz gesund war oder nicht. Man hüte sich aber, die Erkrankung in derartigen Fällen, wie es oft geschieht, nun auch vom rein wissenschaftlichen Standpunkte aus als sicher nachgewiesene Unfallfolge zu deuten.

In fast allen anderen Fällen ist die Begutachtung schwierig. Handelt es sich um geringfügigere Verschlimmerungen bereits bestehender Störungen, so läßt sich oft nicht mit Bestimmtheit entscheiden, ob sie durch den Unfall hervorgerufen oder unabhängig von ihm in natürlicher Weiterentwicklung des Leidens entstanden sind. Nur eine genaue Kenntnis des Krankheitsverlaufes im gegebenen Falle und sein Vergleich mit dem auf Grund sonstiger Erfahrungen ohne Einwirkung eines Unfalles zu erwartenden Fortschreiten des Leidens kann hier zu einer Entscheidung führen. Die Beurteilung bleibt aber unsicher, weil bekanntlich auch ohne äußere Einflüsse nicht selten plötzliche Änderungen im Zustande Herzkranker eintreten.

Noch schwieriger ist sie bei leichten, erst nach dem Unfalle bemerkten Störungen, z. B. Extrasystolen. Bevor man in derartigen Fällen die Möglichkeit oder Wahrscheinlichkeit eines Zusammenhanges zugibt, sind anderweitige Ursachen nach Möglichkeit auszuschließen.

Werden erst Monate oder Jahre nach einem Unfalle Klagen über das Herz vorgebracht, so ist eine Entscheidung nur möglich, wenn der erstbehandelnde Arzt, entsprechend der oben aufgestellten Forderung, einen genauen Herzbefund erhoben hat. Das wird aber um so häufiger versäumt, als die Erscheinungen seitens anderer Organe manchmal so im

Vordergrunde stehen, daß an eine Schädigung des Herzens gar nicht gedacht wird.

Die Abschätzung der Erwerbsbeschränkung muß bei Herzkranken auf Grund eingehender Prüfung der Leistungsfähigkeit des Herzens erfolgen. Man läßt den Kranken eine Anzahl von körperlichen Bewegungen (wie Treppensteigen, Kniebeugen usw.) ausführen, deren Wirkung auf einen gesunden Menschen bekannt ist oder jedesmal vergleichsweise ermittelt wird, und beobachtet dann das Verhalten des Pulses, des Blutdrucks, der Atmung, der Gesichtsfarbe usw.

Besonders zu beachten ist die Zunahme der Pulszahl und die Zeit, die bis zur Wiederkehr der vor Ausführung der Bewegung festgestellten Pulszahl vergeht. Sie wird am besten in der Weise festgestellt, daß man vom Schluß der Bewegung an die Zahlen für je eine Viertelminute ermittelt, bis der Ausgangswert wieder erreicht ist. Je höher die Pulszahlen ansteigen und je langsamer Erholung eintritt, desto geringer ist die Arbeitsfähigkeit des Kranken zu veranschlagen.

Tritt nach Ausführung der Bewegung eine Änderung der Atmung ein, so ist darauf zu achten, ob es sich um eine Beeinflussung durch Lufthunger, d. h. um echte Atemnot, handelt oder um eine nervöse Störung. Bei der letzteren wird die Zahl der Atemzüge stark vermehrt, dabei ist die Atmung ganz oberflächlich, die Gesichtsfarbe bleibt gut (Tachypnoe). Auch der Versuch, Atemnot vorzutäuschen, ergibt meist eine derartige Veränderung der Atmung, die sich von der Atmung bei echtem Lufthunger meist gut unterscheiden läßt.

Herzverletzungen.

Sehr schwere Herzverletzungen durch äußere Gewalteinwirkungen führen fast ausnahmslos augenblicklich oder doch in sehr kurzer Zeit zum Tode und können nur durch die Leichenöffnung erkannt werden.

Bleibt das Leben erhalten, so entwickeln sich je nach der Schwere der Verletzung wechselnde Krankheitsbilder. Die Verletzten verlieren oft das Bewußtsein, die Haut ist blaß und kühl, meist von bläulicher (zyanotischer) Färbung. Der Puls ist klein, beschleunigt, manchmal kaum fühlbar, nicht selten unregelmäßig, die Atmung beschleunigt. Bei erhaltenem oder wiedergekehrtem Bewußtsein klagen die Kranken über Atemnot, Druck auf der Brust, schweres Angst- und Beklemmungsgefühl, oft auch über Schmerzen in der Herzgegend, die manchmal in die linke Schulter oder den linken Arm, gelegentlich auch in anderer Richtung, ausstrahlen.

Die Deutung dieser Erscheinungen ist besonders in Fällen, in denen die auf das Herz hinweisenden Klagen nicht sehr deutlich hervortreten, schwierig, weil der Schock nach schweren Verletzungen ein ganz ähnliches Bild hervorrufen kann. Im allgemeinen gehen aber die Schockerscheinungen schneller und vollständiger zurück wie die durch einigermaßen schwere Herzverletzungen bedingten Störungen, die sich nur langsam und oft unvollständig zurückbilden.

Nur selten finden sich Erscheinungen, die eine Herzverletzung beweisen, besonders eine schnell eintretende Vergrößerung der Herzdämpfung als Zeichen eines Blutergusses in den Herzbeutel und Geräusche, auf deren Art und Bewertung später einzugehen ist.

Bei Verletzungen eines größeren Gefäßes kann der Bluterguß in den Herzbeutel sehr erheblich werden und zu einer „Herztamponade“ führen.

Herzklappenzerreißungen.

Klappenzerreißungen werden durch äußere Gewalt, durch plötzliche Überanstrengungen [1]) oder durch ein Zusammentreffen beider Einwirkungen hervorgerufen.

Daß völlig gesunde Klappen durch schwere Quetschungen des Brustkorbes, durch Sturz aus großer Höhe usw. zerrissen werden können, wurde bereits erwähnt. Auch bei einigen nach schweren Überanstrengungen beobachteten Verletzungen von Klappen waren bei der anatomischen Untersuchung keine Zeichen einer früheren Erkrankung erkennbar, bei der Mehrzahl dieser Fälle bestanden aber sicher schon vor dem Unfalle arteriosklerotische oder entzündliche Veränderungen. Es ist klar, daß durch derartige Erkrankungen verdünnte oder in ihrem Gewebe veränderte Klappen schon unter erheblich geringeren Einwirkungen einreißen als die äußerst widerstandsfähigen gesunden Klappen. Für die unfallrechtliche Beurteilung ist daher die Frage, ob gesunde oder kranke Klappen von dem Unfalle betroffen wurden, manchmal wichtig, weil eine Klappenzerreißung bei verhältnismäßig unbedeutenden Einwirkungen wohl nur dann als wahrscheinlich anerkannt werden kann, wenn die Klappen bereits vor dem Unfall erkrankt waren.

Klappenzerreißungen kommen bei Männern beträchtlich häufiger vor als bei Frauen. Sie betreffen anscheinend am häufigsten die Klappen der Brustschlagader, demnächst die zweizipflige Klappe und endlich die Klappen des rechten Herzens.

Verletzungen der Schlagaderklappen können einen oder selten mehrere Zipfel betreffen und sehr verschiedenen Umfang haben (Einriß, Durchlöcherung, völlige Abreißung). An der zweizipfligen Klappe handelt es sich meist nur um Abreißung von Sehnenfäden oder Papillarmuskeln, sehr selten um ausgedehntere Verletzungen.

Auf eine Klappenzerreißung kann die Angabe eines Verletzten hinweisen, er habe im Augenblicke des Unfalles plötzlich einen heftigen, nach irgendeiner Richtung hin ausstrahlenden Schmerz in der Herzgegend verspürt. Ein Gefühl, als wenn etwas in der Brust zerrissen sei, kommt ebenfalls vor, ist aber mit Vorsicht zu bewerten, weil es auch bei anderen Verletzungen manchmal angegeben wird.

In der Mehrzahl der Fälle entwickeln sich sogleich die Erscheinungen einer schweren Herzverletzung, wie sie oben

[1]) Die durch Überanstrengung hervorgerufenen Zerreißungen sind als „spontane“ bezeichnet worden, diese Benennung ist aber so irreführend, daß sie besser vermieden wird.

(S. 53) geschildert wurden. Nur selten, vielleicht gerade bei schon vorher bestehenden Klappenfehlern, scheinen die zunächst eintretenden Störungen ziemlich geringfügig zu sein.

Beweisend für eine Klappenzerreißung ist bei vorher nachweisbar gesundem Herzen das Auftreten eines für Schlußunfähigkeit der betreffenden Klappe kennzeichnenden Geräusches, welche sich unmittelbar nach der Verletzung, vielleicht aber auch gelegentlich erst etwas später, einstellt.

Bei bereits bestehendem Herzklappenfehler kann eine Herzklappenzerreißung infolge Unfalls vermutet werden, wenn zu den Erscheinungen einer reinen Verengerung (Stenose) plötzlich im Anschlusse an das beschuldigte Ereignis die Zeichen einer Schlußunfähigkeit der betreffenden Klappe hinzutreten oder wenn sich bei vorher schon vorhandener Schlußunfähigkeit das Geräusch auffallend ändert. Die Beurteilung bleibt aber unsicher, weil derartige Änderungen auch gelegentlich ohne Klappenzerreißung durch Fortschreiten der Erkrankung zustande kommen.

Die durch Klappenzerreißung hervorgerufenen Geräusche scheinen manchmal einen auffallend musikalischen Klang zu haben und auf Entfernung hörbar zu sein. Jedoch kommt eine derartige Beschaffenheit auch bei nicht durch Verletzung entstandenen Klappenfehlern vor und darf demnach diagnostisch nicht für die Annahme einer Zerreißung verwertet werden.

Der Nachweis einer Verdickung (Hypertrophie) des Herzmuskels in den ersten Tagen nach dem Unfalle spricht naturgemäß für das vorherige Bestehen einer Klappenerkrankung.

Besonderheiten des Verlaufes der durch Klappenverletzung entstandenen Herzfehler sind nicht bekannt.

Entzündung der Herzinnenhaut
(Endokarditis).

Erkrankungen der Herzinnenhaut sind ebenso wie Verletzungen an ihr der klinischen Diagnose im allgemeinen nur zugänglich, wenn die Herzklappen mitbetroffen sind, und demgemäß sollen im folgenden nur die an diesen angreifenden Entzündungen erörtert werden. Herzklappenerkrankungen bei septischen Zuständen sind unfallrechtlich unschwer zu beurteilen, da es nur auf den Nachweis ankommt, daß die Grundkrankheit Verletzungsfolge ist; sie bedürfen deshalb keiner besonderen Besprechung.

Leichtere Verletzungen der Herzinnenhaut heilen wohl im allgemeinen aus ohne Hinterlassung wesentlicher, für die Herztätigkeit bedeutsamer Veränderungen. Nur in seltenen Fällen scheinen sie zur Entstehung von entzündlichen Erkrankungen Veranlassung zu geben, indem sich zufällig im Körper anwesende Krankheitserreger an der geschädigten Stelle ansiedeln. Ob auch ohne deren Mitwirkung Entzündungen an der verletzten Herzinnenhaut entstehen können, läßt sich bisher nicht entscheiden.

Es wird angenommen, daß außer Gewalteinwirkungen auf die Herzgegend auch Überanstrengungen Klappenentzündungen zur Folge haben können. Da Zerreißungen von Klappen danach sicher beobachtet worden sind, muß die Möglichkeit eines derartigen Zusammenhanges anerkannt werden. Immerhin sind Schädigungen völlig gesunder Klappen durch Überanstrengung, wie schon erwähnt, außerordentlich selten, und deswegen ist größte Zurückhaltung gegenüber dieser Annahme geboten. In vielen Fällen, in denen sie zuzutreffen scheint, handelt es sich höchstwahrscheinlich um bereits erkrankte Klappen, an denen infolge der Überanstrengung alte Entzündungen wieder aufflackern.

Der Nachweis des ursächlichen Zusammenhanges einer akuten Herzklappenentzündung mit einem Unfall kann sich nur auf die schnelle zeitliche Aufeinanderfolge einer die Herzgegend treffenden Verletzung und der entsprechenden Krankheitszeichen stützen. Eine sichere Unterscheidung zwischen einfacher Klappenverletzung und Verletzung mit anschließender Entzündung ist manchmal nicht möglich.

Noch schwieriger ist der ursächliche Zusammenhang chronischer Klappenentzündungen mit einer Verletzung zu beurteilen. Unerläßliche Vorbedingung für seinen Nachweis ist genaue Kenntnis der ganzen Krankheitsentwicklung.

Fehlen ausreichende Angaben über den Verlauf oder kommt der Kranke erst mit einem ausgebildeten Herzfehler in ärztliche Behandlung, so wird man wohl manchmal auf Grund der Angaben einen Zusammenhang zwischen Unfall und Erkrankung vermuten dürfen, ohne ihn aber als wahrscheinlich bezeichnen zu können.

Der Verlauf, aus dem die Diagnose wenigstens für unfallrechtliche Zwecke mit hinreichender Bestimmtheit gestellt werden kann, ist in Kürze etwa folgender:

Im Anschlusse an eine Quetschung der Herzgegend und ihre unmittelbaren Folgen, die übrigens durchaus nicht immer schwer zu sein brauchen, bleiben bei einem bis dahin gesunden Menschen unbestimmte Beschwerden seitens des Herzens zurück, unangenehme, selten schmerzhafte Empfindungen in der Herzgegend, Neigung zu Atemnot und Herzklopfen. Schwere Arbeit kann nicht mehr geleistet werden. Das Herz ist zunächst nicht vergrößert, die Töne rein, meist besteht aber Pulsbeschleunigung, dauernd oder auch nur anfallsweise, und wohl auch Unregelmäßigkeit. Dieser Zustand bleibt bestehen, manchmal unter leichtem Wechsel der Erscheinungen, bis sich, oft erst nach Ablauf von Wochen oder selbst mehreren Monaten, ohne anderweitige Zwischenerkrankung, Geräusche und allmählich zunehmende Erscheinungen eines Klappenfehlers einstellen.

Herzmuskelerkrankungen.

Eine sichere Trennung zwischen Entzündung (Myokarditis) und Entartung (Myodegeneratio) ist klinisch sehr oft nicht möglich und auch unfallrechtlich nicht erforderlich, da für beide Zustände die gleichen Erwägungen gelten.

Das Vorkommen von Herzmuskelerkrankungen als mittelbarer Unfallfolge im Anschlusse an andere Krankheiten, z. B. septische Zustände, bedarf keiner besonderen Besprechung. Auf die Möglichkeit einer Schädigung des Herzmuskels durch Vermittlung nervöser Störungen wird später eingegangen werden.

Daß durch Einwirkung stumpfer Gewalt auf den Brustkorb Zerreißungen, Blutungen usw. im Herzmuskel entstehen können, wurde bereits erwähnt. Derartige Veränderungen können ohne bleibende Störung ausheilen. Bei sehr beträchtlicher Ausdehnung der Verletzung kommt es zur Bildung sogenannter Herzschwielen, bindegewebiger Narben, welche eine Schwächung der Herzwand bedingen und in seltenen Fällen zu Entstehung einer Ausbuchtung, eines „Herzaneurysmas" führen können.

Ferner muß anerkannt werden, daß sich an die unmittelbaren Verletzungsfolgen fortschreitende Erkrankungen des Herzmuskels, Entzündungen oder Entartungen, vielleicht gelegentlich durch Vermittlung einer Gefäßerkrankung, anschließen können. Inwieweit dabei Bakterien mitwirken, läßt sich noch nicht entscheiden.

Endlich kann eine Herzmuskelerkrankung durch Übergreifen einer durch Verletzung entstandenen Entzündung vom Herzbeutel aus entstehen.

Nur in Fällen der letztgenannten Art läßt sich der Nachweis eines Zusammenhanges der Herzmuskelstörungen mit der Verletzung manchmal mit einiger Sicherheit erbringen, wenn nämlich zunächst nur Erscheinungen der Herzbeutelentzündung bestehen und sich erst später die Zeichen der Muskelerkrankung anschließen. In allen anderen Fällen bietet er sehr beträchtliche Schwierigkeiten.

Selbst dann, wenn bei einer zufällig kurz vor dem Unfall vorgenommenen ärztlichen Untersuchung keine Herzerkrankung erkennbar war, läßt sich eine bereits damals bestehende Herzmuskelveränderung nicht mit Sicherheit ausschließen, weil eine solche ja lange Zeit ohne jede deutliche Erscheinung verlaufen kann. Findet sich sogleich nach dem beschuldigten Ereignis — gleichgültig, ob der Kranke vorher untersucht wurde oder nicht — Beschleunigung, Kleinheit, Unregelmäßigkeit des Pulses usw., so läßt sich auf keine Weise entscheiden, ob diese Erscheinungen Folge einer Verletzung des Herzmuskels oder einer bereits vorher bestehenden, vielleicht durch den Unfall verschlimmerten Erkrankung desselben sind. Auch die Beobachtung des weiteren Verlaufes bringt wohl nur selten völlige Aufklärung, wenn auch ein schnelles Schwinden einer nach dem Unfall eingetretenen Unregelmäßigkeit wohl mehr für die ersterwähnte Annahme sprechen würde.

Bei dieser Sachlage kann in der großen Mehrzahl der Fälle von Herzmuskelerkrankung nach Unfall von einer wissenschaftlich einwandfreien Entscheidung nicht die Rede sein. Der Gutachter wird sich vielmehr auf die Prüfung der Frage beschränken müssen, ob der Verletzte vor dem Unfall erwerbsfähig war, und ob die Verletzung geeignet war, das Herz zu schädigen, bejahendenfalls, inwieweit der Verlauf der Erkrankung nach dem Unfalle für die Annahme einer derartigen Schädigung spricht. Wird eine wesentliche Einwirkung anerkannt, so kann nach den in der Einleitung dargelegten Grundsätzen die Frage, ob das Herz vorher gesund war, unerörtert bleiben.

Daß eine einmalige Überanstrengung oder eine heftige seelische Erregung, ein „psychisches Trauma", schwere chronische Erkrankung eines bis dahin völlig gesunden Herzmuskels veranlassen könne, ist bisher nicht erwiesen. In Fällen, in denen sich an eine solche Einwirkung schwere, dauernde Störungen anschließen, handelt es sich höchstwahrscheinlich um bereits kranke Herzen, die an der Grenze ihrer Leistungsfähigkeit standen und die nun durch irgendeine, manchmal ganz geringfügige Einwirkung zum Versagen gebracht werden.

Ganz besonders gilt das auch für Fälle, in denen im Anschluß an eine Anstrengung oder Erregung plötzlich der Tod eintritt. Es wird zwar behauptet, daß besonders durch seelische Einwirkungen ein völlig gesundes Herz zum dauernden Stillstand gebracht werden könne, der einwandfreie Nachweis hierfür ist aber noch nicht erbracht. Dagegen steht fest, daß die genannten Einwirkungen bei Herzkranken, besonders wohl bei solchen mit Veränderungen im Herzmuskel, erhebliche dauernde Verschlimmerungen hervorrufen und auch in seltenen Fällen tödlich wirken können.

Bei Begutachtung derartiger Fälle muß zunächst geprüft werden, ob die angeschuldigte Einwirkung, Überanstrengung oder seelische Erregung, über das Maß des Betriebsüblichen hinausging und dem Begriffe des Unfalles entsprach. Sind diese Fragen zu bejahen und läßt sich nicht erweisen, daß auch ohne den beschuldigten Vorgang etwa zu der gleichen Zeit das Herz versagt haben würde, so ist ein ursächlicher Zusammenhang als möglich und wohl manchmal auch als wahrscheinlich anzusehen. Eine sichere Entscheidung wird sich aber auch hier sehr oft nicht fällen lassen.

Herzbeutelentzündungen.

Erheblich häufiger als die bisher besprochenen Erkrankungen entstehen nach Verletzungen der Herzgegend Entzündungen des Herzbeutels, die in mancher Hinsicht ähnlich zu beurteilen sind wie die Rippenfellentzündungen nach Unfall. In derartigen Fällen treten bald nach der Verletzung die Erscheinungen einer trockenen Entzündung auf, welche bei umschriebener Verletzung auf deren Ort beschränkt bleiben kann. In der Mehrzahl der Fälle kommt es bald zur Heilung, manchmal unter Bildung von Verwachsungen; in anderen entwickeln sich unter Mitwirkung von Bakterien, die von der Blutbahn her in das geschädigte Gewebe eindringen, sero-fibrinöse oder auch eitrige Herzbeutelergüsse. Tuberkulöse Entzündungen scheinen nicht ganz selten zu sein.

Die Beurteilung von Herzbeutelentzündungen, die unmittelbar nach einer Gewalteinwirkung auf die Herzgegend einsetzen, ist leicht, zumal Klagen des Verletzten über Schmerzen oder unangenehme Empfindungen in der Herzgegend meist die Aufmerksamkeit sogleich auf sie hinlenken. Nur eine Blutung in den Herzbeutel könnte vielleicht zu Verwechslungen Anlaß geben, immerhin aber auch nur dann, wenn das Herz nicht sogleich nach der Verletzung untersucht wurde. Dagegen bietet der Nachweis eines Zusammenhanges in chronischen Fällen auch hier wieder um so größere Schwierigkeiten, je weniger über den Krankheitsverlauf bekannt ist. Dessen Beobachtung läßt aber schon aus dem Grunde sehr oft zu wünschen übrig, weil gelegentlich die auslösenden Unfälle nicht besonders schwer sind und die Entwicklung des Leidens sehr schleichend sein kann, so daß der Kranke erst spät den Arzt aufsucht. Ist in derartigen Fällen der Nachweis einer Verletzung der Herzgegend erbracht und weisen gleichzeitig die Angaben des Verletzten auf langsam zunehmende Herzstörungen hin, so wird man an einen Zusammenhang denken müssen, sehr oft aber kaum mehr als die Möglichkeit eines solchen behaupten können.

Bleiben nach Ablauf einer Herzbeutelentzündung Beschwerden zurück, so ist an V e r w a c h s u n g e n zu denken, deren sicherer Nachweis aber selbst nach völliger Verödung des Herzbeutels (Concretio pericardii) nur selten gelingt. In derartigen Fällen ist die Entscheidung darüber, ob die Beschwerden durch Verwachsungen bedingt oder nervöser Art sind, ähnlich wie bei Beschwerden nach Rippenfellverletzungen, oft unmöglich. Wenn auch sicher nachgewiesene Herzbeutelentzündung nach dem Unfalle für die Annahme organischer Veränderungen verwertet werden darf, so ist diese Beweisführung doch nicht ausschlaggebend, umsoweniger, als nicht selten Beschwerden infolge Verwachsungen und nervöse Störungen nebeneinander bestehen. Der Gutachter läßt in derartigen Fällen am besten diese Frage offen, und beschränkt sich darauf, auf Grund einer eingehenden Prüfung der Leistungsfähigkeit des Herzens ein Urteil über die bestehende Erwerbsbeschränkung abzugeben.

Nervöse Herzstörungen.

Herzstörungen infolge organischer Erkrankungen des Nervensystems nach Unfall spielen in der Gesamtheit des Krankheitsbildes meist keine selbständige, für die Abschätzung der Erwerbsfähigkeit wesentliche Rolle. Dagegen kommen nach den verschiedensten Unfällen (mechanischen Verletzungen, Überanstrengungen, heftigen Erregungen, Hitzschlag, Kohlenoxydvergiftungen, Starkstromverletzungen usw.) außerordentlich oft nervöse Herzstörungen vor, die für die Beurteilung der betreffenden Verletzten wichtig, vielfach sogar ausschlaggebend sind. Sie äußern sich besonders in Beschleunigung und Übererregbarkeit der Herztätigkeit, seltener in Unregelmäßigkeiten der Schlagfolge, z. B. Allorythmien oder Extrasystolen, und sind in der Mehrzahl der Fälle als Teilerscheinungen einer allgemeinen Neurose anzusehen. Seltener stehen sie derartig im Vordergrunde des Krankheitsbildes, daß man berechtigt ist von einer Herzneurose zu sprechen.

Die Unterscheidung dieser Zustände von organischen Erkrankungen kann schwierig, manchmal unmöglich sein. Gelegentlich bringt der Krankheitsverlauf Klarheit, da dauerndes Ausbleiben von Herzschwächeerscheinungen für die Annahme einer reinen Neurose spricht.

Unmittelbare Schädigungen der Herznerven durch Gewalteinwirkungen auf die Brust sind denkbar, bisher aber noch nicht einwandfrei nachgewiesen, weil sie sich nicht von den auf andere Weise zustandekommenden nervösen Herzstörungen unterscheiden lassen.

Da nervöse Herzstörungen, wie bereits erwähnt wurde, durch die allerverschiedensten Ereignisse ausgelöst werden können, so muß die Möglichkeit, daß sie Folgen eines von dem betreffenden Kranken beschuldigten Unfalles seien, wohl immer zugegeben werden. Der Gutachter hat deshalb im wesentlichen die Aufgabe, festzustellen, ob der Kranke vor dem Unfalle gesund war und ob nicht andere Ursachen (Alkohol- oder Tabakmißbrauch usw.) aufzufinden sind, welche das Zustandekommen der Herzneurose erklären könnten. Wenn erstere Frage mit Wahrscheinlichkeit zu bejahen, letztere zu verneinen ist, so müssen die Herzstörungen praktisch als Unfallfolge anerkannt werden.

Auf die Bedeutung der Herzneurosen für die Erwerbsfähigkeit kommen wir bei der Besprechung der Unfallneurosen zurück (vgl. S. 111).

Organische Erkrankungen des Herzens und der Gefäße im Anschlusse an nervöse Störungen.

Die Entstehung von organischen Erkrankungen der Kreislaufsorgane unter dem Einflusse langdauernder nervöser Störungen der Herztätigkeit oder allgemeiner Neurosen nach Unfall ist besonders von Oppenheim, später auch von Bruns und anderen als ein nicht ganz seltenes Vorkommnis bezeichnet worden. Diese Anschauung stützt sich auf Beobachtungen, in denen zunächst lediglich Erscheinungen einer „nervösen“ Pulsbeschleunigung neben anderweitigen Zeichen von Nervenschwäche usw. bestanden und bei denen dann im weiteren Verlauf Zeichen einer Verdickung des Herzmuskels mit Erweiterung der Herzkammern oder Schlängelung und Verhärtung der Schlagadern nachgewiesen wurden. Die regelwidrig starke Beanspruchung des Herzens und der Gefäße infolge der Beschleunigung der Schlagfolge, die sich auch mit Erhöhung des Blutdruckes verbinden kann, wird als Ursache der organischen Veränderungen beschuldigt, für die Schlagaderverhärtung außerdem noch besonders der Einfluß seelischer Erregungen, gedrückter Stimmung usw.

Die Möglichkeit eines derartigen Zusammenhanges soll nicht bestritten werden. Es ist aber zu betonen, daß wohl manchmal nur deswegen solche Folgezustände eintreten, weil der Unfall Menschen mit minderwertigem Herzen oder minderwertigem Gefäßsystem oder, worauf besonders Stern hinwies, vielleicht mit schon beginnender, wenn auch klinisch noch nicht erkennbarer Schlagaderverhärtung betraf.

Auch sei daran erinnert, daß einer Verhärtung fühlbarer Schlagadern, z. B. an den Armen, keineswegs immer eine echte Atheromatose entspricht, daß sich vielmehr auch anscheinend stark verhärtete Gefäße anatomisch als unverändert erweisen. Außerdem berechtigt nicht jede Blutdrucksteigerung, auch wenn sie längere Zeit hindurch beobachtet wird, ohne weiteres zur Annahme einer Schlagaderverhärtung, sondern es kommen sicher auch Blutdrucksteigerungen ohne erkennbare anatomische Grundlage vor, z. B. bei Frauen in und nach den Wechseljahren.

Die Annahme, daß organische Veränderungen am Herzen usw. im Anschlusse an nervöse Störungen häufig seien, wird von vielen Untersuchern nicht geteilt, auf Grund eigener Beobachtungen müssen wir einen derartigen Zusammenhang ebenso wie Finkelnburg und Horn sogar als zum mindesten recht selten bezeichnen. Berücksichtigt man noch die Schwierigkeit der Unterscheidung zwischen rein nervösen und beginnenden organischen Erkrankungen der Kreislaufsorgane und die oft genug bestehende Unmöglichkeit, andere Ursachen organischer Erkrankungen (Mißbrauch von Alkohol, Tabak, Nikotin, Bleivergiftung usw.) auszuschließen, so müssen wir zu dem Schluß kommen, daß jedenfalls größte Vorsicht bei der Begutachtung derartiger Fälle geboten ist.

Die Wahrscheinlichkeit eines ursächlichen Zusammenhanges zwischen nervösen Störungen und einer später nachgewiesenen organischen Herz- und Gefäßerkrankung darf jedenfalls nur zugegeben werden, wenn anderweitige Ursachen für eine organische Herz- oder Gefäßerkrankung wenigstens mit einiger Bestimmtheit ausgeschlossen werden können (Wassermannsche Reaktion!) und wenn dauernd starke Pulsbeschleunigung, erhebliche Erregungszustände usw. bestanden haben. Geringen Vermehrungen der Pulszahlen kann ein wesentlicher Einfluß nicht zuerkannt werden.

Außerdem ist zu fordern, daß sich die Gefäßveränderung usw. bald nach dem beschuldigten Unfalle entwickelt und daß der Kranke in verhältnismäßig jugendlichem Alter steht. Je mehr der Zeitraum zwischen Unfall und Auftreten sicherer organischer Veränderungen am Herzen oder am Gefäßsystem ein bis zwei Jahre überschreitet und je näher der Kranke dem Alter steht, in dem sich erfahrungsgemäß die Arteriosklerose auch ohne äußere Einwirkung entwickelt, desto unwahrscheinlicher wird der Zusammenhang.

Erkrankungen der Brustschlagader.

Zerreißung einer völlig gesunden Brustschlagader kann durch schwere Gewalteinwirkung auf den Brustkorb oder durch starke Erschütterung des ganzen Körpers infolge von Sturz aus großer Höhe oder von ähnlichen Einwirkungen herbeigeführt werden. Wandveränderungen durch Syphilis und Arteriosklerose begünstigen das Zustandekommen von Einrissen, so daß solche schon durch geringere Einwirkungen hervorgerufen werden, z. B. durch Stoß oder Schlag gegen den Brustkorb, Quetschungen des Rumpfes, plötzliche heftige Rumpfbewegungen, körperliche Anstrengungen und sogar durch Blutdrucksteigerung bei heftigen Erregungen. Bei

Begutachtung derartiger Fälle ist aber zu bedenken, daß eine schwer veränderte Brustschlagader auch ohne jede äußere Einwirkung einreißen kann.

Vollständige Durchtrennung der Brustschlagaderwand führt meist schnell zum Tode. Nur ausnahmsweise bleibt das Leben einige Zeit erhalten. Eine Diagnose ist aber in derartigen Fällen höchstens vermutungsweise möglich.

Die Betroffenen fühlen im Augenblicke des Durchbruchs oft ähnlich wie bei Klappenzerreißungen einen heftigen Schmerz in der Brust und haben ein Gefühl, als wenn etwas geplatzt sei. Stärkere Schmerzen können aber auch fehlen oder doch erst nach einiger Zeit einsetzen. Die weiteren Erscheinungen hängen davon ab, in welcher Richtung sich das ausströmende Blut ergießt. So entstehen bei dem häufigen Durchbruch in den Herzbeutel Schmerzen in der Herzgegend oder in der Magengrube, verbunden mit zunehmender Atemnot und Beklemmung, bei Durchbruch in das Rippenfell Zeichen eines schnell wachsenden Ergusses und einer inneren Blutung. Ausbreitung der Blutung im hinteren Mittelfellraum und längs der Wirbelsäule nach abwärts ruft manchmal Störungen hervor, die auf Erkrankungen von Unterleibsorganen hinzuweisen scheinen, z. B. Koliken mit Erbrechen. Alle diese Erscheinungen sind aber vieldeutig, und erst die Leichenöffnung bringt im allgemeinen Aufklärung.

Selbstverständlich wird nicht in jedem Falle die Wand der Brustschlagader in ihrer ganzen Dicke durchtrennt, sondern es kommt manchmal nur zum Einreißen eines Teiles, etwa der inneren und mittleren Schicht bei Erhaltenbleiben der äußeren.

Solche die Wand nicht in ihrer ganzen Dicke durchsetzenden Risse können, wie in einzelnen Fällen nachgewiesen ist, ausheilen. Meist führen sie aber zur Bildung von sog. *dissezierenden, die Gefäßwand in ihrer Längsrichtung aufspaltenden Aneurysmen*, die wohl immer erst bei der Leichenöffnung erkannt werden, oder zu *Ausbuchtungen der gewöhnlichen Art.* Auch die große Mehrzahl dieser Fälle betrifft bereits vor der Verletzung kranke Gefäße.

Zwischen beiden Arten von Aneurysmen besteht ein wesentlicher Unterschied insofern, als die dissezierenden Aneurysmen, abgesehen von ganz seltenen Fällen, in denen klinisch „Heilung" eintrat, meist bald zum Tode führen, während sich die Entwicklung echter Aneurysmen über Monate und Jahre erstrecken kann.

Entstehung der sog. *diffusen Erweiterung* der Brustschlagader durch Unfall ist wohl ausgeschlossen. Dagegen ist die Erkrankung insofern wichtig, als die ihr zugrunde liegende Wandveränderung der Entstehung von Einrissen infolge äußerer Einwirkungen Vorschub leistet.

Die Entscheidung über den *ursächlichen Zusammenhang zwischen Unfall und Aneurysma* ist mit Sicherheit nur in schnell zum Tode führenden Fällen möglich, in denen ein Einriß in der im übrigen völlig gesunden Gefäßwand gefunden wird. Weist letztere auch nur an einzelnen Stellen anderweitige Veränderungen auf, so kann die Entstehung unabhängig von dem Unfall wohl nie mit Bestimmtheit ausgeschlossen werden. *Klinisch* ist dies überhaupt nicht möglich, selbst dann nicht, wenn sich an den fühlbaren Schlagadern keine Zeichen von Verhärtung finden und wenn Syphilis unwahrscheinlich ist. Für praktische Zwecke genügt aber der Nachweis, daß

1. der Unfall geeignet war, eine wesentliche Schädigung der Brustschlagader herbeizuführen, wobei entsprechend dem oben Dargelegten zu berücksichtigen ist, daß eine bereits erkrankte Gefäßwand durch wesentlich geringere Einwirkungen geschädigt werden kann als eine gesunde, und daß sich

2. im Anschlusse an einen solchen Unfall Beschwerden in der Brust einstellten, die bis zum Eintritt deutlicher Aneurysmaerscheinungen bestehen blieben.

Über den zeitlichen Zusammenhang läßt sich nur sehr wenig Bestimmtes aussagen. Die Feststellung einer großen Ausbuchtung kurze Zeit nach einem Unfalle spricht durchaus gegen dessen ursächliche Bedeutung. Dagegen schließt selbst ein jahrelanger Zwischenraum zwischen einer Verletzung und dem Nachweis eines Aneurysmas einen Zusammenhang nicht aus, wenn Erscheinungen seitens des Herzens, Schmerzen in der Brust usw. als Brückensymptome vorhanden waren. Je eher die Diagnose gesichert und je genauer die Entwicklung der Ausbuchtung verfolgt wird, desto sicherer wird die Beurteilung.

Aus diesem Grunde ist möglichst frühzeitige Röntgenuntersuchung ratsam. Stern fordert ihre Anwendung mit Recht schon dann, „wenn nach einer Kontusion des Thorax längere Zeit über Schmerzen in der Brust oder im Rücken geklagt wird, ohne daß die sonstige Untersuchung einen Befund ergibt".

Durchbruch eines bereits bestehenden Aneurysmas im Anschlusse an einen Unfall ist ebenso zu beurteilen wie Zerreißung einer erkrankten Brustschlagader. Auch hier muß wohl stets der anatomische Befund bei der Begutachtung herangezogen werden, da nur er, allerdings auch nicht in allen Fällen, darüber Aufschluß geben kann, ob nicht auch ohne das beschuldigte Ereignis der Durchbruch erfolgt wäre.

Krankheiten des Stoffwechsels.

Über die letzten Ursachen der Stoffwechselkrankheiten wissen wir so gut wie nichts und sind deswegen bei Beurteilung ihrer Beziehungen zu Unfallereignissen auf die Verwertung klinischer Erfahrungen angewiesen. Die Beurteilung bleibt unter diesen Umständen unsicher und gibt der Auffassung des einzelnen Gutachters weiten Spielraum.

Für die Annahme, daß die der **echten Gicht** (Arthritis urica) zugrunde liegende Stoffwechselstörung durch Unfallereignisse hervorgerufen werden könne, fehlt jede Grundlage. Dagegen scheint gelegentlich eine Verletzung bei einem Gichtkranken einen Anfall, z. B. in einem von ihr betroffenen Gelenk, auslösen zu können. Meist handelt es sich in solchen Fällen nur um eine vorübergehende Schädigung, sie sind also unfallrechtlich nicht von wesentlicher Bedeutung.

Über unmittelbare Einwirkung von Unfallereignissen auf die Entstehung der **Fettsucht** ist nichts bekannt. Ihr Auftreten unter dem Einflusse von Unfallfolgen ist bei bestehender Neigung als möglich anzuerkennen, z. B. bei Kranken, denen durch eine Verletzung dauernd oder doch für lange Zeit die Möglichkeit zu körperlicher Betätigung genommen ist, ohne daß gleichzeitig der Allgemeinzustand wesentlich gestört ist.

Zuckerharnruhr
(Diabetes mellitus).

Das Auftreten von vorübergehender Zuckerausscheidung im Harn (Glykosurie) nach schweren Gewalteinwirkungen auf den Schädel und schweren allgemeinen Erschütterungen, die das Gehirn in Mitleidenschaft ziehen, wird häufig beobachtet. Meist verschwindet sie innerhalb kurzer Zeit und nur ausnahmsweise entwickeln sich die Zeichen echter Zuckerharnruhr. Diese nimmt in einem beträchtlichen Bruchteil der Fälle einen auffällig gutartigen, in Wochen oder Monaten zur Heilung führenden Verlauf und geht nur selten in eine schwere, dauernde Form über. Bei eintretender Besserung verschwindet oft zunächst der Zucker aus dem Harn, während die Vermehrung der Harnmenge noch fortbesteht.

Den gleichen Einfluß wie den erwähnten Einwirkungen hat man schweren seelischen Erregungen und Erschütterungen des Rückenmarks und der Unterleibsorgane (Leber, Pankreas, Niere) zugeschrieben und endlich sind auch periphere Verletzungen verschiedener Art als Ursache der Zuckerkrankheit beschuldigt worden.

Die vorübergehende Zuckerausscheidung nach Kohlenoxydvergiftung ist unfallrechtlich belanglos.

Der Nachweis, daß im gegebenen Falle die Zuckerharnruhr durch einen Unfall hervorgerufen wurde, läßt sich wohl nie in wissenschaftlich ganz einwandfreier Weise erbringen. Selbst eine zufällig vor dem Unfall ausgeführte einmalige Harnuntersuchung genügt nicht, um das vorherige Bestehen der Erkrankung auszuschließen, da Zuckerfreiheit einzelner Harnmengen bei leichten Formen nichts ungewöhnliches ist (Diabetes decipiens).

Praktisch ist bei Erfüllung folgender Bedingungen ein unmittelbarer ursächlicher Zusammenhang zwischen Unfall und Zuckerharnruhr als hinreichend wahrscheinlich anzuerkennen:

1. Genaue Nachforschungen über den Gesundheitszustand des Verletzten vor dem Unfall dürfen keine auf Zuckerkrankheit verdächtigen Erscheinungen ergeben.

2. Der Unfall muß geeignet gewesen sein, eine schwere Erschütterung des Zentralnervensystems unmittelbar oder mittelbar hervorzurufen. Heftigen seelischen Erregungen ist dieselbe Bedeutung zuzuerkennen, vielleicht auch Verletzungen des Leibes, welche Leber oder Bauchspeicheldrüse in Mitleidenschaft ziehen.

3. Die Zeichen der Erkrankung müssen sich innerhalb einiger Wochen nach dem Unfalle bemerkbar machen.

Werden die ersten Erscheinungen erst nach Ablauf von Monaten erkennbar, so ist ein unmittelbarer Zusammenhang nicht mehr als wahrscheinlich anzuerkennen. Dem Nachweis von Zucker im Harn, dessen Untersuchung bei Frischverletzten leider nicht selten versäumt wird, stehen in ihrem Werte für die Begutachtung andere Zeichen annähernd gleich, z. B. gesteigertes Durst- und Hungergefühl, Vermehrung der Harnmenge, schneller Kräfteverfall, der sich nicht aus sonstigen Unfallfolgen oder aus anderen Ursachen erklären läßt, usw. Die Annahme des ursächlichen Zusammenhanges gewinnt an Wahrscheinlichkeit, wenn der Verletzte in jugendlichem Alter steht und wenn bei ihm keine erbliche Belastung und keine körperlichen Eigenschaften nachweisbar sind, die wie Fettsucht, nervöse Störungen usw. Neigung zu Zuckerkrankheit vermuten lassen. Es ist aber nicht zulässig, auf Grund des Bestehens derartiger Eigenschaften den ursächlichen Zusammenhang des Diabetes mit einer Verletzung ohne weiteres abzulehnen, da ja eine solche bei bestehender Neigung sehr wohl auslösend wirken kann.

Beziehungen zwischen peripheren Verletzungen und Zuckerausscheidung im Harn sind zwar im Tierversuch beobachtet und vereinzelt auch beim Menschen angenommen worden, der Nachweis, daß echte Zuckerharnruhr durch derartige Schädigungen hervorgerufen werden könne, steht aber noch vollständig aus. Bei der Begutachtung von Fällen, in denen dieser Zusammenhang behauptet wird, darf daher wohl nicht mehr als die Möglichkeit eines Zusammenhanges zugegeben werden.

Entstehung von Zuckerkrankheit als mittelbarer Unfallfolge bei organischen, durch Unfall hervorgerufenen Erkrankungen des Gehirns ist denkbar, praktisch aber wohl nur sehr selten von Bedeutung. Auch Neurosen nach Unfall sind in einer Anzahl von Fällen als Ursache eines Diabetes beschuldigt worden. Die Möglichkeit eines derartigen Zusammenhanges kann nicht geleugnet werden, große Vorsicht ist aber bei der Beurteilung geboten, weil sich bei langem Zwischenraum zwischen Unfall und Entwicklung der Zuckerkrankheit ein zufälliges Zusammentreffen wohl nie ausschließen läßt. Wird die Zuckerausscheidung neben den Zeichen einer Neurose bald nach einer Verletzung nachgewiesen, welche den unter 2. aufgestellten Bedingungen entspricht, so liegt die Annahme nahe, daß beide

Erkrankungen unabhängig voneinander als Folgen des gleichen Unfalles entstanden sein könnten.

Verschlimmerung bestehender Zuckerkrankheit ist als Unfallfolge anzuerkennen, wenn sich sogleich oder doch innerhalb kurzer Zeit nach einer Verletzung, die im wesentlichen den oben besprochenen Anforderungen entsprechen müßte, eine wesentliche Zunahme der Krankheitserscheinungen einstellt.

Harnruhr
(Diabetes insipidus).

Die einfache Harnruhr kann sich an schwere Erschütterungen des Gehirns oder Rückenmarks, an seelische Erregungen und vielleicht auch an Verletzungen der Nierengegend anschließen. Für die Beurteilung des Zusammenhanges gelten etwa die gleichen Grundsätze wie bei der Zuckerkrankheit, so daß auf das dort Gesagte verwiesen werden kann.

Für die Begutachtung ist Unterscheidung zwischen echter Harnruhr und Vermehrung der Harnmenge (Polyurie) bei Unfallneurosen wichtig. Letztere kann sich nach jedem unbedeutenden Unfalle durch Vermittelung der Neurose entwickeln, während als Ursache der ersteren wohl nur schwere Unfälle in Frage kommen. Daß aus Angaben über vermehrte Häufigkeit der Harnentleerung, denen man bei Nervösen oft begegnet, nicht ohne weiteres auf vermehrte Harnmenge geschlossen werden darf, ist selbstverständlich.

Erkrankungen der Drüsen mit innerer Absonderung.

Über die letzte Ursache der **Basedowschen Krankheit** wissen wir nichts Sicheres.

Als feststehend gilt, daß die Schilddrüse bei dem Zustandekommen ihrer Erscheinungen eine wesentliche Rolle spielt, aber auch andere Drüsen mit innerer Absonderung (endokrine Drüsen) scheinen nach neueren Untersuchungen beteiligt zu sein (Eierstöcke, Thymus).

Ob Unfallereignisse die Basedowsche Krankheit hervorrufen können, muß unentschieden bleiben, dagegen kann als erwiesen gelten, daß ihre Erscheinungen durch solche, besonders wenn sie mit starker seelischer Erschütterung einhergehen, bei zu der Erkrankung veranlagten Menschen ausgelöst werden können.

Für die Annahme eines ursächlichen Zusammenhanges in unfallrechtlichem Sinne ist Voraussetzung, daß der Verletzte bis zum Unfall nicht nachweislich krank und jedenfalls arbeitsfähig war, daß der Unfall mit starker seelischer Einwirkung, Schreck, Angst usw., einherging und daß sich die Erscheinungen innerhalb kurzer Zeit nach dem Unfalle entwickelten. Vergehen mehr als einige Wochen bis zur Entwicklung des deutlichen Krankheitsbildes, so ist der Zusammenhang abzulehnen, falls nicht ausgesprochene Brückenerscheinungen den Zwischenraum ausfüllen.

Verschlimmerung der bereits ausgebildeten Erkrankung wird nach ähnlichen Vorfällen nicht selten beobachtet. Man wird aber in solchen Fällen nur dann einen wesentlichen und dauernden Einfluß auf den Verlauf der Krankheit anerkennen dürfen, wenn die Erscheinungen in unmittelbarem Anschluß an den Unfall sehr rasch und erheblich zunehmen, so daß z. B. ein bis dahin noch arbeitsfähiger Kranker raschem Siechtum verfällt. Die Möglichkeit, daß auch ohne äußere Einwirkung der gleiche Verlauf eingetreten wäre, wird sich aber wohl nie ablehnen lassen.

Es ist angenommen worden, daß Verletzungen von Kopf und Brust oder Überanstrengungen auch ohne wesentliche seelische Erschütterung ähnlich wirken können, als wahrscheinlich kann diese Annahme aber kaum anerkannt werden. Ebensowenig ist der Nachweis erbracht, daß sich die Basedowsche Krankheit als Folge einer Unfallneurose entwickeln könne.

Das **Myxödem** ist unfallrechtlich unwichtig. Theoretisch wäre ein Zusammenhang mit Unfallereignissen möglich, indem z. B. eine Verletzung zu operativen Eingriffen an der Schilddrüse Veranlassung gibt oder indem sie eine Thyreoiditis mit nachfolgendem Schwund zur Folge hat.

Die **Tetanie** ist als Folge von Unfallerkrankungen des Magens beobachtet worden. Sie könnte auch dadurch unfallrechtlich in Frage kommen, daß sich Schädigungen der Epithelkörper nach einer Infektionskrankheit entwickeln, die als Unfallfolge anerkannt werden muß.

Beziehungen der **Addisonschen Krankheit** zu Unfällen sind zwar in vereinzelten Fällen behauptet worden, die betreffenden Beobachtungen sind aber nicht beweiskräftig.

Der **Status thymico-lymphaticus,** dessen Erkennung nur durch die Leichenöffnung möglich ist, kann zwar nicht Unfallfolge sein, ist aber als Ursache plötzlicher Todesfälle wichtig. Er kann ohne Vorboten und ohne, daß eine mitwirkende äußere Ursache nachweisbar wäre, den Tod herbeiführen, häufiger tritt aber der Tod im Anschlusse an eine unbedeutende Schädigung, eine geringfügige Anstrengung, eine Erregung oder eine an sich ungefährliche Erkrankung ein. In solchen Fällen wird von den Hinterbliebenen oft der Arbeitsvorgang, bei dem der Tod erfolgte, als „Unfall" dargestellt. Der Gutachter darf sich dieser Auffassung aber nur dann anschließen, wenn der beschuldigte Vorgang den auf S. 1 dargelegten Anforderungen des Unfallbegriffs entspricht. Besonders ist zu fordern, daß die betreffende Anstrengung usw. über das Maß des Betriebsüblichen wesentlich hinausging, da ja, wie gesagt, der Tod bei Status thymico-lymphaticus auch ohne erkennbare Ursache eintreten kann.

Krankheiten des Blutes und der blutbildenden Organe.

Leukämie.

Ursächliche Beziehungen zwischen Unfallereignissen und Leukämie sind vielfach behauptet worden, die Beweisführung steht aber durchweg auf sehr unsicherer Grundlage, da wir über die Ursache der Krankheit nichts wissen und die große Mehrzahl der Fälle ohne jede erkennbare äußere Einwirkung entsteht. Der Nachweis für die Bedeutung eines Unfallereignisses kann sich demgemäß nur auf die Feststellung zeitlicher Aufeinanderfolge stützen und mehr als die Möglichkeit eines ursächlichen Zusammenhanges läßt sich vom rein wissenschaftlichen Standpunkte aus kaum zugeben.

Am ehesten läßt sich noch ein Zusammenhang zwischen einer infizierten Verletzung und einer ihr in kurzer Zeit folgenden akuten Leukämie, gleichgültig ob myeloischer oder lymphatischer Art, behaupten, da diese unter den Zeichen einer schweren septischen Allgemeininfektion verläuft und von manchen Untersuchern als eine septische Erkrankung bei besonders veranlagten Menschen aufgefaßt wird.

Bei der chronischen Leukämie, die sich in beiden Formen erfahrungsgemäß meist ganz schleichend entwickelt, ist Bestehen des Leidens vor dem Unfalle nie auszuschließen. Auftreten ungewöhnlich heftiger Blutungen nach außen oder auch unter die Haut (Hämatombildung) nach einer Verletzung bestärkt den Verdacht in dieser Hinsicht, ebenso Nachweis einer beträchtlichen Milzschwellung sogleich oder kurze Zeit nach dem angeblichen Unfalle.

Ungünstige Beeinflussung einer bis dahin unbemerkt bestehenden, die Arbeitsfähigkeit noch nicht deutlich beeinflussenden Leukämie durch schwere Erschütterung des Körpers ist für beide Formen als möglich zuzugeben, eine solche durch Überanstrengung dagegen abzulehnen.

Bei der myeloischen Form sind mehrfach Verletzungen der Milz oder des Leibes und der Knochen als Ursache der Entstehung oder Verschlimmerung beschuldigt worden. Da es sich bei der Leukämie um eine Systemerkrankung der gesamten blutbildenden Organe handelt, bietet die Annahme eines wesentlichen Einflusses einer rein örtlichen Einwirkung auf den Verlauf erhebliche Schwierigkeiten. Mit Rücksicht auf die mangelnde Kenntnis der Ursache und ihres Weiterwirkens während der Krankheitsentwicklung wird man praktisch aber doch die Möglichkeit, vielleicht unter Umständen auch eine gewisse Wahrscheinlichkeit eines verschlimmernden Einflusses anerkennen dürfen, falls die Verletzung schwer war und sich bald danach, in Wochen oder Monaten, erhebliche Krankheitserscheinungen entwickelten. Liegt mehr als etwa ein Jahr zwischen Unfall und Feststellung der Erkrankung, so muß Vermittelung durch Brückensymptome (Abnahme der Arbeitsfähigkeit, Atembeschwerden, Neigung zu Blutungen usw.) verlangt werden. Erhöht wird die Wahrscheinlichkeit des Zusammenhangs durch den Nachweis von Verletzungsspuren in der Umgebung der Milz und an dieser selbst bei der Leichenöffnung. Bei der Beurteilung derartiger Befunde ist aber Vorsicht geboten, da fleckige Bindegewebsverdickungen in der Milzkapsel, Verwachsungen mit der Umgebung usw. auch ohne Verletzung als Folge von Entzündungen des Bauchfellüberzuges bei der leukämischen Milz gar nicht selten gefunden werden.

Verschlimmerung der Leukämie nach schweren Blutverlusten ist als möglich zuzugeben. Es ist aber bei der Begutachtung solcher Fälle daran zu denken, daß Blutungsneigung (hämorrhagische Diathese) bei der Erkrankung sehr häufig ist, und deshalb besonders eingehend zu prüfen, ob überhaupt ein „Unfall“ vorliegt. Denn es ist bekannt, daß schwere Blutungen bei ihr ohne jede Ursache vorkommen oder durch unbedeutende Vorgänge, Nasenputzen, Niesen, Pressen usw. hervorgerufen werden können.

Für die **Biermersche Blutarmut** (perniziöse Anämie) liegen die Verhältnisse ähnlich wie für die Leukämie. Schwere Gewalteinwirkungen, die das Knochenmark erschüttern, sind gelegentlich als auslösend oder doch wesentlich verschlimmernd anerkannt worden, ebenso starke Blutverluste. Selbstverständliche Voraussetzung für die Anerkennung des ursächlichen Zusammenhanges in solchen Fällen ist der Nachweis, daß andere Ursachen schwerer Formen von Blutarmut, die das gleiche Blutbild zeigen können wie die perniziöse Form unklarer Herkunft, also Botriozephalus, Lues, gewisse Vergiftungen, Wochenbett, auszuschließen sind.

Erkrankungen der Unterleibsorgane.

Die Unterleibsorgane sind gegen mechanische Einwirkungen wesentlich schlechter geschützt als die Organe der Brusthöhle, da ein großer Teil der sie umschließenden Wandungen nur aus Weichteilen besteht. Kräftige Zusammenziehung der Muskeln erhöht zwar die Widerstandsfähigkeit der Bauchdecken, gewährt aber gegenüber schweren Gewalteinwirkungen keinen ausreichenden Schutz. Unter diesen Umständen ist es erklärlich, daß an den Baucheingeweiden noch erheblich häufiger als an den Brustorganen schwere Verletzungen entstehen, ohne daß die Bedeckungen durchbohrt werden oder erkennbare Beschädigungen erleiden.

Auf umschriebene Stellen einwirkende Gewalten, z. B. Stoß oder Schlag, veranlassen meist nur Schädigungen des Organs, welches dem betroffenen Teile der Bauchwand anliegt. Nur wenn derartige Einwirkungen mit sehr großer Kraft erfolgen, können auch entferntere Organe in Mitleidenschaft gezogen werden. Die schwersten Zerstörungen, Quetschungen oder Zerreißungen der großen Unterleibsdrüsen, des Magens, des Darmes, der Blase, Abreißung des Darmes vom Mesenterium, kommen zustande, wenn größere Flächen der Bauchwand von Gewalteinwirkungen getroffen werden, z. B. bei Überfahrenwerden, Quetschung zwischen Puffern, Verschüttung. Dabei werden häufig mehrere Organe gleichzeitig verletzt.

In seltenen Fällen werden auch nach verhältnismäßig geringen Einwirkungen, z. B. Hinstürzen auf ebenem Boden, Verletzungen an den Bauchorganen beobachtet. Auch plötzliche heftige Anspannung der Bauchmuskeln kann in Ausnahmefällen Nierenverletzungen, Darmzerreißung usw. zur Folge haben, erheblich häufiger kommt sie aber als Ursache einer Verschlimmerung bestehender Erkrankungen, z. B. von Magengeschwüren, in Betracht.

Wichtig ist endlich die Tatsache, daß auch Unfälle die den Unterleib nicht unmittelbar treffen, z. B. Sturz auf das Gesäß oder auf den Kopf, schwere Verletzungen der Baucheingeweide zur Folge haben können.

Auf die Art des Zustandekommens der besprochenen Verletzungen braucht im einzelnen nicht eingegangen zu werden. Es sei nur erwähnt, daß besonders Anpressen der Organe gegen knöcherne Widerstände, Wirbelsäule, Beckenschaufeln usw., von Bedeutung ist und daß manchmal auch Sprengwirkungen anzunehmen sind, die dadurch entstehen können, daß bei Sturz aus großer Höhe die Fortbewegung des Körpers im Augenblicke des Aufschlagens plötzlich gehemmt wird, während der Inhalt des Magens oder des Darmes noch im Sinne der Fallrichtung weitergeschleudert wird. —

Die Diagnose der Unterleibsverletzungen kann hier nicht erörtert werden. Sie gehört ins Gebiet der Chirurgie.

Neben den mechanischen Einwirkungen haben Unfallereignisse anderer Art, z. B. Kälteeinwirkungen, als Ursache von Erkrankungen der Unterleibsorgane nur untergeordnete Bedeutung. Sie werden bei Besprechung der einzelnen Organe Erwähnung finden.

Für Neubildungen an den Unterleibsorganen gelten die auf S. 27 gegebenen allgemeinen Darlegungen.

Magen- und Darmerkrankungen.

Als Ursache von **Katarrhen der Magen- und Darmschleimhaut** kommen mechanisch einwirkende Unfallereignisse nicht in Frage. In Fällen, in denen ein derartiger Zusammenhang zu bestehen schien, handelte es sich wahrscheinlich entweder um ausgedehnte Quetschungen der Darmwand, die zu enteritisähnlichen Erscheinungen führen können, oder um nervöse Störungen, Magen- und Darmneurosen, die nach Verletzungen der Unterleibsorgane, meist als Teilerscheinung allgemeiner Neurosen, nicht selten beobachtet werden.

Daß **Geschwürsbildungen im Magendarmkanal** durch Verletzungen hervorgerufen werden können, ist nach den Ergebnissen von Tierversuchen und nach Befunden beim Menschen nicht zu bezweifeln. Sie kommen dadurch zustande, daß durch Quetschung geschädigte Teile der Schleimhaut und der angrenzenden Schichten absterben, sich abstoßen und granulierende Wundflächen zurücklassen.

Da nach schwerer Erschütterung des Körpers und nach heftiger Anstrengung, wie bereits erwähnt, in seltenen Fällen völlige Zerreißung der Magen- oder Darmwand beobachtet wurde, so läßt sich nicht in Abrede stellen, daß diese Einwirkungen auch Einrisse in der Schleimhaut usw. zur Folge haben und daß sich aus diesen Geschwüre entwickeln könnten. Der Nachweis eines solchen jedenfalls äußerst seltenen Zusammenhanges läßt sich aber klinisch wohl nie mit hinreichender Sicherheit erbringen.

Die Mehrzahl der durch Verletzung entstandenen Magengeschwüre heilt schnell aus, während chronischer Verlauf selten zu sein scheint. Über die Bedingungen, welche die schnelle Heilung verhindern, läßt sich bisher nichts bestimmtes aussagen. Welcher Art die durch Verletzungen entstandenen Geschwüre sind, bedarf noch weiterer Aufklärung. Wie Stern betont, entspricht die Mehrzahl von ihnen wohl sicher nicht dem echten Ulcus rotundum.

Auch Darmgeschwüre, die durch Verletzungen entstehen, scheinen meist schnell und ohne bleibende Störungen auszuheilen, falls sie nicht zum Durchbruch führen oder infolge ihrer Ausdehnung die sogleich zu besprechenden schweren Folgen nach sich ziehen.

In einzelnen Fällen zieht die Abstoßung von Gewebsteilen und Geschwürsbildung nach ausgedehnten Verletzungen der Magen- oder Darmwand narbige Schrumpfungen nach sich, die zu Verengerungen an der verletzten Stelle Veranlassung geben. Je nach dem Sitze der Erkrankung entwickeln sich die Krankheitsbilder der Darmverengerung, der Verengerung des Magenausganges, des Sanduhrmagens usw.

Die Diagnose auf Geschwürsbildung im Magen oder Darm nach einer Verletzung ist bei der Vieldeutigkeit der meisten Erscheinungen, Schmerzen, Druckempfindlichkeit usw., mit Sicherheit nur zu stellen, wenn Erbrechen von Blut oder blutige Darmentleerungen eintreten. Die Blutung erfolgt nicht immer unmittelbar nach dem Unfalle, sondern oft erst nach Stunden oder Tagen. Im letzteren Falle ist anzunehmen, daß sie aus einem Geschwür herrührt, welches der Abstoßung eines gequetschten und abgestorbenen Wandstückes seine Entstehung verdankt. Wiederholung der Blutung ist beobachtet worden. Wenn deutliche Zeichen einer Geschwürsbildung im Magen oder Darm erst längere Zeit, z. B. einige Monate nach einer Verletzung auftreten, die an sich geeignet war, eine Schädigung dieser Organe herbeizuführen, so ist die Möglichkeit eines ursächlichen Zusammenhanges zuzugeben, auch wenn die Verletzung keine Blutung zur Folge hatte. Die Wahrscheinlichkeit kann aber wohl nur anerkannt werden, wenn deutliche Brückensymptome in Form wenn auch nur leichter Beschwerden seitens der Verdauungsorgane während der Zwischenzeit bestanden haben.

In Fällen, in denen sich nach einer schweren Verletzung des Unterleibes allmählich Erscheinungen einer Verengerung des Magenausganges oder des Darmes herausbilden, muß an narbige Schrumpfung verletzter Teile gedacht werden. Die sichere Diagnose derartiger Zustände, d. h. die Ausschließung von Neubildungen usw., ist aber wohl meist erst auf Grund des Befundes bei der Operation oder Sektion möglich.

Die Behauptung, daß eine **Magenblutung** Folge einer heftigen Anstrengung, eines „Verhebens", sei, wird häufig aufgestellt. Die Möglichkeit, daß eine derartige Blutung durch Zerreißung der gesunden Magenschleimhaut und ihrer Gefäße zustande kommen könnte, läßt sich zwar nicht unbedingt ablehnen, die Wahrscheinlichkeit einer derartigen Entstehung ist aber verschwindend gering. Der Gutachter wird mit der Annahme, daß bereits vor dem Unfalle unbemerkt ein Magengeschwür bestanden hat, im allgemeinen nicht fehlgehen und sich daher auf die Prüfung der Frage beschränken können, ob die beschuldigte Einwirkung geeignet war, eine Blutung aus einem bestehenden Geschwür zu veranlassen. Die Beantwortung muß nach den gleichen Grundsätzen erfolgen, wie wir sie bei Besprechung der Blutungen aus erkrankten Lungen kennen gelernt haben (vgl. S. 32).

Störungen der Magen- und Darmbewegung, besonders in Form **akuter Magenerweiterung** und **Darmlähmung**, werden nach Verletzung des Rückenmarks und nach Quetschungen des Leibes beobachtet. Im letzteren Falle ist Verwechselung mit Lähmung infolge Bauchfellentzündung leicht möglich. Auch hysterische Zustände rufen gelegentlich ähnliche

Krankheitsbilder hervor. Der ursächliche Zusammenhang mit dem Unfalle ist wegen der nahen zeitlichen Beziehungen unschwer nachweisbar.

Erkrankungen des Bauchfells.

Akute eitrige Bauchfellentzündungen entstehen, wenn durch eine Gewalteinwirkung auf den Leib oder durch andere Einwirkungen, z. B. eine heftige Anstrengung der Bauchpresse, die Wandung bakterienhaltiger Organe geschädigt oder in mehr oder weniger großer Ausdehnung zerstört wird.

Die Verletzung kann Organe betreffen, welche schon beim Gesunden Bakterien enthalten (Magen, Darm), oder solche, welche sie nur unter krankhaften Bedingungen beherbergen (Gallenblase, Harnorgane usw.). Wenn im letzteren Falle die Widerstandsfähigkeit der Wandung des Organes durch die Erkrankung vermindert ist, so genügen manchmal schon geringfügige Einwirkungen, um Zerreißungen herbeizuführen.

Bei völliger Durchlöcherung (Perforation) der Wandung bakterienhaltiger Organe entsteht meist sogleich eine allgemeine Bauchfellentzündung (Perforationsperitonitis); nur in seltenen Fällen bleibt sie umschrieben und veranlaßt Bildung eines abgekapselten Eiterherdes. Dieser kann nach längerer Zeit in die freie Bauchhöhle durchbrechen und dadurch zu allgemeiner Entzündung führen. Wurde bei dem Unfalle die Wand des Organes nicht durchbohrt, sondern nur mehr oder weniger stark geschädigt, so kann es ebenfalls noch nach Ablauf einiger Zeit zu allgemeiner Bauchfellentzündung kommen, indem die betroffenen Wandteile absterben und dadurch eine sog. Spätperforation eintritt.

Gelegentlich werden akute eitrige Bauchfellentzündungen nach Verletzungen beobachtet, ohne daß sich bei der Leichenöffnung deutliche Veränderungen eines Organes nachweisen lassen. In derartigen Fällen scheinen mit bloßem Auge nicht erkennbare Schädigungen vorzuliegen, welche die Magen- und Darmwand für Bakterien durchgängig machen. Beeinträchtigung der Blutversorgung der Darmwand, z. B. infolge Verletzung von Mesenterialarterien, kann ähnliche Folgen haben.

Unter den nach Unfall entstandenen umschriebenen eitrigen Bauchfellentzündungen sind besonders diejenigen in der rechten Unterbauchgegend bemerkenswert. In vielen dieser Fälle handelt es sich um eine echte Perityphlitis, die höchstwahrscheinlich von einem bereits vor dem Unfalle veränderten Wurmfortsatz ausgeht. Außerdem begegnen wir vereinzelten Fällen, in denen von der Wand des Blinddarms oder des aufsteigenden Dickdarms ausgehende Entzündungen eine Perityphlitis vortäuschen. Auch an anderen Stellen können umschriebene Bauchfelleiterungen nach Verletzungen entstehen, z. B. subphrenische Eiterungen.

Heilt eine akute eitrige Bauchfellentzündung aus, so kann sie Verwachsungen hinterlassen, die unfallrechtlich wichtig sein können.

Die gleiche Folge haben manchmal leichte, umschriebene an sich belanglose Bauchfellentzündungen, die ähnlich wie am Rippenfell und Herzbeutel nach mechanischen Einwirkungen, vielleicht auch ohne Mitwirkung von Bakterien, entstehen können. Sie heilen vielfach schnell aus, können aber auch in chronische umschriebene Entzündungen übergehen. Auch diese können zu Verwachsungen Anlaß geben.

In seltenen Fällen sind endlich Beziehungen zwischen Gewalteinwirkungen auf den Leib und ausgebreiteten, chronischen Bauchfellentzündungen sowohl nicht tuberkulöser wie tuberkulöser Art angenommen worden.

Der ursächliche Zusammenhang einer akuten Bauchfellentzündung mit einem Unfalle ist in allen Fällen leicht nachzuweisen, in denen sich die Erkrankung unmittelbar an eine schwere Verletzung des Leibes bei einem bis dahin gesunden Menschen anschließt. Schwierigkeiten für die Beurteilung entstehen dagegen häufig bei Ausgang der Erkrankung von einem bereits vorher veränderten Organ, weil hier die Frage aufgeworfen werden muß, ob der Durchbruch, z. B. eines Magengschwürs, eines chronisch erkrankten Wurmfortsatzes usw., nicht auch ohne die beschuldigte äußere Einwirkung erfolgt wäre. In derartigen Fällen kann manchmal der Befund bei der Operation oder Sektion die Entscheidung ermöglichen. Wenn er keine Klarheit bringt oder nicht erhoben werden kann, so gelten etwa die gleichen Überlegungen wie bei der Beurteilung von Blutungen oder Zerreißungen bei erkrankten Lungen (S. 32). Je geringfügiger die beschuldigte Einwirkung war, um so größer wird die Wahrscheinlichkeit, daß der Durchbruch auch ohne sie erfolgt wäre.

In Fällen von „Spätperforation" (vgl. oben) bestehen wohl immer in der Zeit zwischen Unfall und Eintritt der Bauchfellentzündung Erscheinungen seitens der verletzten Unterleibsorgane, welche eine hinreichend sichere Beweisführung ermöglichen.

Bei chronisch verlaufenden Bauchfellentzündungen darf ein ursächlicher Zusammenhang mit einer Bauchverletzung wohl nur bei ununterbrochener Entwicklung der Erkrankung im Anschlusse an die ersten Folgeerscheinungen des Unfalles anerkannt werden.

Besondere Schwierigkeiten bietet die Beurteilung der Folgen von Bauchfellentzündungen, besonders der Verwachsungen. Schon ihr Nachweis ist bekanntlich recht schwierig, solange sie keine erheblichen Störungen durch hochgradige Darmverengerung usw. veranlassen. Vor allem ist Verwechselung mit nervösen Beschwerden leicht möglich, zumal beide Zustände nicht selten nebeneinander bestehen. Schmerzen, die bei bestimmten Bewegungen oder Körperlagen, bei Anspannung der Bauchpresse oder bei Erschütterungen erheblich zunehmen, verbunden mit immer wieder an der gleichen, umschriebenen Stelle angegebener Druckempfindlichkeit, lassen sich für die Annahme von Verwachsungen verwerten. Gelegentlich können auch Verdickungen des Bauchfells als geschwulstartige Verhärtungen fühlbar sein. Hinzutreten von Erscheinungen, die auf Störungen der Durchgängigkeit von Magen oder Darm hinweisen, stützen die Diagnose.

Aber auch bei Fehlen aller objektiven Zeichen dürfen Verwachsungen nicht ausgeschlossen werden, ganz besonders nicht in Fällen, in denen nach der Verletzung Erscheinungen allgemeiner oder örtlicher Bauchfellentzündung (Druckschmerzhaftigkeit, umschriebene Verhärtung, Reiben usw.) beobachtet wurden.

Die Luftfüllung des Bauchfellraums (Pneumoperitoneum) kann in solchen Fällen die Diagnose fördern, es wird aber wohl nicht allzu häufig gelingen, einen Unfallverletzten, der keine allzu heftigen Beschwerden hat, zur Anwendung dieses Verfahrens zu veranlassen.

Erschwerend für die Begutachtung von Bauchfellverwachsungen ist besonders der Umstand, daß der Zeitraum, in welchem sich durch sie veranlaßte Störungen entwickeln, auch nicht annähernd abgrenzbar ist. Die Erscheinungen können sich schon kurze Zeit nach der Verletzung zeigen, in manchen Fällen aber auch erst nach Jahren verhältnismäßigen oder sogar völligen Wohlbefindens auftreten, gelegentlich in anscheinend ganz akuter Form, z. B. als Darmverschluß. Das Fehlen von Brückensymptomen oder sehr lange Zeiträume zwischen Unfall und Auftreten von Störungen berechtigt also nicht zur Ablehnung des ursächlichen Zusammenhangs.

Erkrankungen der Leber und der Gallenblase.

Die Leber wird von allen Unterleibsorganen am häufigsten durch äußere Gewalteinwirkungen ohne gleichzeitige Verletzung der Bauchdecken geschädigt. Falls die Verletzungen schwer sind und nicht sehr frühzeitig chirurgische Hilfe eingreift, führen sie gewöhnlich in kurzer Zeit zum Tode, leichtere Schädigungen heilen dagegen meist ohne Hinterlassung wesentlicher Störungen. Die Zahl der für den inneren Mediziner wichtigen Nachkrankheiten ist daher nur gering.

Der Leberabszeß kann als mittelbare Unfallfolge bei Allgemeininfektionen nach Verletzungen entstehen, außerdem aber in seltenen Fällen durch Eindringen von Infektionserregern in das durch Unfallereignisse geschädigte Lebergewebe. Auf welchem Wege die Keime dorthin gelangen, ob von den Gallenwegen, der Pfortader, den Leberarterien oder den Lymphwegen aus, läßt sich meist nicht feststellen und ist auch für die Beurteilung belanglos.

Wenn nach einem Unfalle, z. B. nach Gewalteinwirkung auf den Leib, Sturz aus großer Höhe usw., Zeichen von Leberverletzung (Schmerzen in der Lebergegend, oft nach der rechten Schulter ausstrahlend, Erscheinungen innerer Blutung, Gelbsucht usw.) bestanden oder später bei der Operation oder Sektion Narben in der Leber gefunden werden, so ist der Zusammenhang einer Eiterung in der Leber mit der Verletzung sehr wahrscheinlich. Er darf aber bei Fehlen dieser Erscheinungen nicht etwa ausgeschlossen werden, weil Leberverletzungen geringerer Art oft keinerlei deutliche Störungen verursachen und keine Narben hinterlassen. In derartigen Fällen genügt der Nachweis, daß der Unfall geeignet war, die Leber zu schädigen.

Für die Annahme eines ursächlichen Zusammenhanges spricht Auftreten der Erscheinungen des Leberabszesses bei einem früher gesunden Menschen in den ersten Tagen oder Wochen nach der Verletzung. Jedoch berechtigen auch wesentlich längere Zwischenräume, Monate und selbst Jahre, nicht zur Ablehnung, wenn auch in derartigen Fällen der Zusammenhang wesentlich vorsichtiger zu beurteilen ist.

Die **Leberzirrhose** entsteht erfahrungsgemäß als Folge von Giftwirkungen (Alkohol) oder Infektionen (Lues usw.). Gleichwohl ist sie mehrfach auf Verletzungen der Lebergegend zurückgeführt worden, ohne daß indessen die Beweisführung in diesen Fällen befriedigen könnte. Sicher ist nur, daß nach Verletzungen der Leber umschriebene Bindegewebswucherungen in ihr oder chronische Entzündungen in ihrem Bauchfellüberzug (Zuckergußleber) entstehen können, die gelegentlich das Bild einer echten Zirrhose vortäuschen. Außerdem ist zuzugeben, daß eine mechanische Einwirkung erheblicher Art bei beginnender Zirrhose beschleunigend auf den Verlauf der Krankheit wirken kann. Ein derartiger Zusammenhang darf angenommen werden, wenn bei einem bis dahin anscheinend gesunden Menschen sich innerhalb kurzer Zeit nach einer erheblichen Erschütterung der Lebergegend deutliche Zeichen der Leberzirrhose, z. B. ein Erguß im Bauchfellraum, entwickeln.

Akute gelbe Leberatrophie kann mittelbare Unfallfolge sein, wenn sie nach einer Narkose, die wegen der Folgen eines Unfalles nötig wurde, oder nach einer durch Verletzung hervorgerufenen septischen Infektion eintritt. Außerdem ist die Möglichkeit zuzugeben, daß eine erhebliche mechanische Schädigung des Lebergewebes eine erhöhte Empfindlichkeit gegen Giftwirkung schaffen und dadurch die Entstehung der akuten gelben Atrophie begünstigen kann. Als wahrscheinlich ist dieser Zusammenhang nur anzuerkennen, wenn die Erkrankung der Verletzung unmittelbar folgt.

Lebersyphilis kann im Anschlusse an Verletzungen der Lebergegend entstehen. Man wird nie ausschließen können, daß sie nicht auch ohne Einwirkung des Unfalles zur Entwicklung gekommen wäre, aber doch die Wahrscheinlichkeit des Zusammenhanges zugeben müssen, wenn ihre Zeichen in den ersten Tagen oder Wochen nach einer Verletzung auftreten.

Entzündungen der Gallenblase scheinen ausnahmsweise durch Verletzungen hervorgerufen zu werden.

Die Möglichkeit, daß eine schwere allgemeine Erschütterung, ein Schlag oder Stoß gegen die Lebergegend usw., die Gallenblasenwand schädigt oder ein Hindernis für den Gallenabfluß durch Narbenbildung, Abknickung usw. hervorruft und dadurch die Vorbedingungen zur Bildung von **Gallensteinen** schafft, ist zuzugeben.

In der ganz überwiegenden Mehrzahl der Fälle, in denen nach einer Verletzung der Lebergegend oder auch nach einer heftigen Anstrengung die Erscheinungen einer Gallenblasenerkrankung bemerkbar wurden, bestanden aber ohne Zweifel schon vorher Veränderungen, besonders Gallensteinleiden. Wenn sich nachweisen läßt, daß der betreffende Kranke bis zu dem Unfalle nie Beschwerden gehabt hat oder doch, falls er früher an Anfällen usw. litt, seit Jahren davon verschont geblieben war, so ist eine wesentliche Verschlimmerung des bestehenden Leidens durch den Unfall anzuerkennen. Denn es ist sehr wohl möglich, daß durch einen Unfall der erwähnten Art in einer steinhaltigen Gallenblase ein Reizzustand ausgelöst werden kann, der vielleicht ohne die äußere Einwirkung überhaupt nicht oder doch zu erheblich späterer Zeit eingetreten wäre.

Vorsicht gegenüber der Annahme eines derartigen Zusammenhanges ist allerdings geboten, da der Kranke wohl nicht selten zufällig während der Arbeit die ersten Zeichen eines Gallensteinanfalles verspürt und die Ursache hierfür in irgendeiner Arbeitsleistung sucht.

Krankheiten der Bauchspeicheldrüse.

In seltenen Fällen ist akute eitrige und nichteitrige Entzündung sowie Nekrose der Bauchspeicheldrüse nach Verletzungen beobachtet worden, etwas häufiger Zystenbildung. Da sich diese Erkrankungen durchweg nur an schwere Verletzungen des Leibes anschließen, bietet ihre unfallrechtliche Beurteilung meist keine Schwierigkeiten, falls es gelingt, die richtige Diagnose zu stellen.

Krankheiten der Milz.

Verletzungen der Milz kommen durch die gleichen Einwirkungen zustande wie die der übrigen Bauchorgane, z. B. der Leber. Es ist aber bemerkenswert, daß die krankhaft veränderte Milz, z. B. bei Leukämie, Malaria, Leberzirrhose usw., außerordentlich brüchig werden kann, so daß sie beim Niesen oder Husten, bei ganz geringen Anstrengungen oder Arbeitsleistungen usw. einreißt. In solchen Fällen ist für die unfallrechtliche Beurteilung entscheidend, ob der betreffende Vorgang als „Unfall" anzusehen ist. Schwerere Milzverletzungen führen häufig zu Blutungen in den Bauchraum, deren Zeichen meist sogleich auftreten, oft verbunden mit Schmerzen in der Milzgegend, die nach dem linken Arm zu ausstrahlen können. Die Blutung kann aber auch erst längere Zeit, Stunden oder Tage, nach der Verletzung als sog. Spätblutung auftreten, ein Umstand, der für Behandlung und Beurteilung wichtig ist.

Abszeßbildungen und Entzündungen des Bauchfellüberzugs (Perisplenitis) kommen als unmittelbare Folgen nach Verletzungen der Milzgegend oder als mittelbare nach septischen Infektionen vor. In seltenen Fällen bilden sich Zysten in der Milz, die oft erst nach Jahren durch rasch eintretende Vergrößerung wesentliche Beschwerden verursachen.

Entfernung der Milz wird wegen der auf andere Weise nicht stillbaren Blutung nach Verletzungen nicht selten nötig. Sie ist für die spätere Arbeitsfähigkeit belanglos, falls der Blutbefund, wie gewöhnlich, regelrecht ist, berechtigt also im allgemeinen nicht zur Gewährung einer Rente.

Entstehung einer Wandermilz nach Unfall ist möglich, im allgemeinen ist aber anzunehmen, daß das Organ bereits vorher unzureichend befestigt oder auch bereits stärker beweglich war. In letzterem Falle wäre nur die Frage der Verschlimmerung zu prüfen.

Krankheiten der Nieren und der Harnwege.

Die Nieren werden trotz ihrer verhältnismäßig geschützten Lage nicht ganz selten durch Einwirkung stumpfer Gewalt (Quetschung des Leibes, Schlag gegen die Nierengegend usw.) oder bei Sturz aus großer Höhe auf das Gesäß oder den Kopf verletzt. Man findet nach solchen Unfällen Zerreißungen, Quetschungen, Blutergüsse, Abreißung der Nierengefäße, Zerreißung des Harnleiters oder des Nierenbeckens usw. In seltenen Fällen sind auch nach heftigen körperlichen Anstrengungen Nierenverletzungen beobachtet worden, die (nach Küster) durch das stoßweiße Andrängen der untersten Rippen zustande kommen sollen.

Die Folgeerscheinungen dieser Verletzungen sind großenteils chirurgischer Art, während nur selten Erkrankungen danach entstehen, die ins Gebiet der inneren Medizin gehören. Letztere werden häufiger als mittelbare Unfallfolge bei infektiösen Erkrankungen beobachtet, außerdem nach nicht mechanisch wirkenden Unfallereignissen, besonders nach Kälteeinwirkungen.

Bei allen Nierenerkrankungen wird ähnlich wie bei Erkrankungen des Herzens die Sicherheit der Beurteilung dadurch beeinträchtigt, daß es fast nie möglich ist, das Bestehen krankhafter Zustände vor dem Unfalle auszuschließen, weil Veränderungen an den Nieren bekanntlich nicht selten selbst jahrelang ohne erkennbaren Einfluß auf Allgemeinbefinden und Arbeitsfähigkeit des Kranken bleiben. Daraus ergibt sich die Notwendigkeit, in jedem Falle auch die Frage zu erörtern, ob der Unfall geeignet war, ein unbemerkt bestehendes Nierenleiden zu verschlimmern.

Gelegentlich kann die Vornahme des Harnleiterkatheterismus wichtige Anhaltspunkte bieten, da Einseitigkeit einer Nierenentzündung für einen Zusammenhang mit einer Verletzung sprechen würde, zumal wenn die Erkrankung auf der betroffenen Seite ihren Sitz hat.

Genaue Verfolgung der Krankheitsentwicklung erleichtert naturgemäß die Beurteilung außerordentlich und es ist daher dringend erforderlich, in jedem Falle von Nierenverletzung fortlaufende, genaue Harnuntersuchungen vorzunehmen. Wenn z. B. der Harn bald nach der Verletzung wieder eiweißfrei wird und bleibt, so kann eine nach Jahren in die Erscheinung tretende Nierenerkrankung kaum mit dem Unfalle in Zusammenhang gebracht werden. Wurde nach einem Unfalle bei wiederholter Untersuchung weder Blut noch Eiweiß im Harn gefunden, so kann nicht mehr als die Möglichkeit einer ursächlichen Beziehung zwischen ihm und einer nach längerer Zeit auftretenden Nephritis zugegeben werden, selbst wenn die Verletzung an sich geeignet erschien, die Niere zu schädigen.

Über die Entstehung von **Nierenentzündungen** nach mechanischen Schädigungen ist bisher nur wenig Sicheres bekannt. In seltenen Fällen ist danach ein Harnbefund beobachtet worden, der demjenigen bei akuter hämorragischer Nephritis entsprach, indem sich nicht nur wie bei der großen Mehrzahl der Nierenverletzungen rote Blutkörperchen, sondern außerdem Zylinder der verschiedensten Art in reichlicher Menge im Harn fanden. Ob aber hier eine echte akute Nierenentzündung vorliegen kann oder ob sich anatomisch immer wie in den bisher untersuchten Fällen andere Veränderungen (Nekrosen usw.) finden, ist noch nicht entschieden.

Wenn sich ein derartiger Befund nach einer einigermaßen schweren Verletzung zeigt, so ist deren Einfluß unverkennbar, gleichgültig, ob die Nieren vorher krank oder gesund waren. Findet er sich dagegen nach einer unbedeutenden Einwirkung, so darf mit größerer Wahrscheinlichkeit vorheriges Bestehen einer Nierenentzündung angenommen werden.

In ebenfalls nur seltenen Fällen ist nach Nierenverletzungen eine längere Zeit anhaltende Eiweißausscheidung ohne sonstige Zeichen von Nephritis gefunden worden. Vielleicht handelt es sich in solchen Fällen um umschriebene Entzündungsherde in den Nieren. Sie sind als Unfallfolgen anzuerkennen und in ihrer Bedeutung für die Erwerbsfähigkeit leichten Nierenentzündungen der gewöhnlichen Art gleichzustellen.

Die Frage, ob eine chronische diffuse Erkrankung beider Nieren, also eine Nephritis chronica oder eine Nephrose durch Nierenverletzungen entstehen kann, oder ob es sich in Fällen, in denen dieser Zusammenhang angenommen wurde, nur um Verschlimmerung einer bestehenden Erkrankung unter der Einwirkung des Unfalles gehandelt hat, ist noch unentschieden.

Bei der Begutachtung derartiger Kranker kann der Sachverständige meist diese Frage offen lassen und sich auf die Feststellung beschränken, ob bei einem bis dahin arbeitsfähigen, nicht nachweisbar kranken Menschen im Anschluß an einen Unfall, der deutliche Erscheinungen von Nierenverletzung, besonders Blutharnen zur Folge hatte, Zeichen eines Nierenleidens bemerkbar geworden sind, welche eine Beschränkung der Erwerbsfähigkeit bedingen. Trifft dies zu, so muß im allgemeinen die Entschädigungspflicht anerkannt werden, da unter diesen Umständen zum mindesten wesentliche Verschlimmerung einer bestehenden Erkrankung vorliegt.

Daß eine Nierenentzündung durch eine Verletzung des Organs ungünstig beeinflußt werden kann, ist nicht zu bezweifeln. Denn bei bereits verminderter Menge des absondernden Nierengewebes muß eine Einwirkung, welche einen weiteren Teil dieses Gewebes zerstört oder in seiner Ernährung schädigt, erheblich eingreifendere Folgen haben wie eine gleich umfangreiche Schädigung einer gesunden Niere. Auch ist daran zu denken, daß bei chronischen parenchymatösen Nierenerkrankungen das Gewebe oft wesentlich weicher und zerreißlicher ist, so daß möglicherweise schon durch geringere Einwirkungen erheblich ausgedehntere Zerstörungen wie bei gesunden Nieren erzeugt werden könnten.

Die Frage, ob Kälteeinwirkung Nierenerkrankungen hervorrufen könne, ist vielfach erörtert und ganz verschieden beantwortet worden. Besonders auch auf Grund von Tierversuchen kamen manche Untersucher zu einer glatten Ablehnung jeder ursächlichen Beziehung, einer Auffassung, die sich aber mit manchen klinischen Erfahrungen nicht in Einklang bringen läßt. Unseres Erachtens ist ein entschädigungspflichtiger Zusammenhang einer Nierenentzündung mit einer Erkältung als wahrscheinlich anzuerkennen, wenn sich in den ersten Tagen nach einer heftigen Kälteeinwirkung deutliche Erscheinungen einer akuten Nephritis oder eines akuten Schubes eines chronischen Leidens geltend machen. Das gleichzeitige Vorliegen anderer Umstände, die erfahrungsgemäß Neigung zu Nierenerkrankungen bedingen, z. B. von Alkoholmißbrauch, berechtigt in solchen Fällen nicht ohne weiteres zur Ablehnung, da eine in ihrer Widerstandsfähigkeit geschädigte Niere krankmachenden Einflüssen leichter unterliegt als eine völlig gesunde.

Wird erst längere Zeit nach einer Kälteeinwirkung eine Nierenerkrankung festgestellt, so darf der ursächliche Zusammenhang wohl in den meisten Fällen nur als möglich bezeichnet werden, es sei denn, daß deutliche Brückenerscheinungen sicher nachweisbar sind. Derartige Fälle bedürfen außerdem hinsichtlich anderer Ursachen, z. B. in der Zwischenzeit überstandener Infektionskrankheiten, Giftwirkungen usw., besonders eingehender Prüfung.

Bei der Beurteilung des Zusammenhanges von Nierenentzündungen mit durch Unfall entstandenen Infektionskrankheiten, Eiterungen usw. entstehen nur dann Schwierigkeiten, wenn regelmäßige Harnuntersuchung versäumt wurde und erst nach Jahren deutliche Erscheinungen eines Nierenleidens hervortreten. Die Möglichkeit eines Zusammenhanges muß in solchen Fällen zugegeben werden, bei Fehlen anderer nachweisbarer Ursachen auch wohl die Wahrscheinlichkeit, wenn irgendwelche Brückensymptome festzustellen sind (z. B. Änderungen der Harnmenge nach dem Unfalle, Kopfschmerzen usw.). Da sich deren Nachweis aber meist nur auf die Angaben des Kranken stützen kann, bleibt die Entscheidung oft unsicher.

Bezüglich des Zusammenhanges von **Eiterungen in der Niere oder in ihrer Umgebung** (eitrige Nierenentzündung, Paranephritis usw.) kann im wesentlichen auf das bei Besprechung des Leberabszesses Gesagte verwiesen werden. Wichtig ist außerdem die Möglichkeit einer Infektion von der Blase aus, die um so leichter zustande kommen kann, als die unmittelbaren Folgen der Verletzung nicht selten die Anwendung des Katheters, z. B. zur Entfernung von Blutgerinnseln aus der Blase, nötig machen.

Entstehung von **Nierensteinen** infolge einer Nierenverletzung ist als möglich anzusehen, wenn auch die Art ihres Zustandekommens noch nicht endgültig geklärt ist. Vielleicht gibt ein im Nierenbecken zurückbleibendes Blutgerinnsel, auf dem sich Harnsäure oder Salze niederschlagen, die Grundlage für eine Steinbildung. In seltenen Fällen ist nach Rückenmarks- und Wirbelsäulenverletzungen die Bildung von Phosphatsteinen beobachtet worden. Auch für diese Fälle fehlt noch eine befriedigende Erklärung.

Für die Beurteilung gilt dasselbe wie für die Nierenentzündung. Wenn sich auch nie mit Sicherheit das Vorhandensein eines Steines vor dem Unfalle ausschließen läßt, so muß doch praktisch der Zusammenhang der Erkrankung mit einer Nierenverletzung anerkannt werden, wenn vor dem Unfalle keine Krankheitserscheinungen nachweisbar waren. Während aber bei Nierenentzündungen ein Zusammenhang nur bei Entwicklung deutlicher Krankheitserscheinungen bald nach dem Unfalle angenommen werden darf, wird man bei Nierensteinen mit Rücksicht auf deren langsames Wachstum längere Zeiträume bis zu dem Auftreten deutlicher Krankheitserscheinungen zulassen müssen.

Verschlimmerung eines Nierensteinleidens, besonders Auslösung eines Anfalles durch äußere Einwirkungen, die allerdings wohl nur selten dem Begriffe des Unfalles entsprechen, wird häufig beobachtet. Die Beurteilung ist die gleiche wie bei Gallensteinleiden (vgl. S. 78).

Entstehung einer **Nierentuberkulose** durch Unfall ist theoretisch möglich, praktisch kommt aber nur Verschlimmerung einer solchen in Frage, da sich das vorherige Bestehen mit Rücksicht auf das manchmal jahrelange Fehlen aller Erscheinungen nie mit Bestimmtheit ausschließen läßt. Voraussetzung für die Annahme eines ursächlichen Zusammenhanges der Verschlimmerung mit dem Unfall ist Nachweis einer schweren Verletzung, bei örtlicher Gewalteinwirkung vorwiegendes Auftreten der Erscheinungen auf der betroffenen Seite und Entwicklung schwererer Störungen in rascher Folge nach dem Unfall.

Nach Verletzungen der Niere, des Nierenbeckens und der Harnleiter können **Hämatonephrosen, Blutergüsse in der der Umgebung der Nieren** (perirenale Hämatome), die für die unfallrechtliche Beurteilung meist keine Schwierigkeiten bieten, **Hydronephrosen** und endlich **Pseudohydronephrosen** entstehen.

Letztere kommen dadurch zustande, daß sich der Harn durch eine Verletzungsstelle in das umgebende Gewebe ergießt und hier eine Geschwulst entstehen läßt, die oft nur schwer von einer echten Hydronephrose zu unterscheiden ist, zumal die Punktion in beiden Fällen Harn ergeben kann. Bezüglich der ursächlichen Beziehungen zu einer Gewalteinwirkung läßt meist die schnelle Entwickelung des Zustandes keinen Zweifel zu.

Echte Hydronephrosen können bald nach der Verletzung entstehen, z. B. infolge Verlegung des Harnleiters durch Blutgerinnsel, sie können sich aber auch erst lange Zeit nachher entwickeln, z. B. bei Verschluß des Harnleiters durch Narbenschrumpfung. Die Beurteilung solcher spät entstehender Störungen kann schwierig sein, da die Ausschließung anderer Ursachen, angeborener Veränderungen usw. nicht immer gelingt. Praktisch genügt der Nachweis, daß der beschuldigte Unfall geeignet war, Niere oder Harnwege zu schädigen oder daß Zeichen einer Verletzung dieser Teile, z. B. Blutharnen, bestanden haben, daß vor dem Unfall die Nieren usw. nicht nachweislich krank waren und daß andere Abflußhindernisse, Geschwülste, alte Bauchfellerkrankungen, z. B. nach Perityphlitis, gonorrhoische Verengerungen der Harnröhre usw., nicht nachweisbar sind.

Eitrige Entzündungen des Nierenbeckens können infolge Durchbruchs eines Nierenabszesses entstehen, Pyonephrosen auch durch Infektion des Inhaltes einer Hydronephrose.

Die Möglichkeit, daß durch Unfall eine **Wanderniere** entstehen könne, ist zuzugeben. Ein derartiges Vorkommnis ist aber außerordentlich selten und setzt eine sehr schwere, die Nierengegend unmittelbar treffende Gewalteinwirkung voraus, welche die Niere aus ihren Befestigungen löst und wohl immer gleichzeitig schwere Verletzungen der Niere selbst oder ihrer Umgebung verursacht. Häufiger werden durch örtliche Gewalteinwirkungen, schwere allgemeine Erschütterungen, z. B. durch Sturz, plötzliche heftige Anstrengungen, schweres Heben usw. Schmerzen oder Beschwerden bei bis dahin unbemerkt bestehender Wanderniere ausgelöst. In solchen Fällen ist Voraussetzung für die Anerkennung eines Zusammenhanges im Sinne einer Verschlimmerung, daß der Verletzte vor dem Unfalle gesund und voll arbeitsfähig war und daß unmittelbar nach dem beschuldigten Vorgange erhebliche Beschwerden, z. B. Einklemmungserscheinungen, vorhanden waren. Als selbstverständlich ist zu fordern, daß bei örtlicher Gewalteinwirkung die Wanderniere auf der betroffenen Seite gefunden wird. Bei angeblichem „Verheben", Überanstrengung usw. bedarf die Frage, ob überhaupt ein „Unfall" anzunehmen ist, besonders eingehender Prüfung. Findet sich neben der Wanderniere eine Senkung anderer Baucheingeweide oder ein Habitus asthenicus, so verliert die Annahme einer wesentlichen Bedeutung des angeblichen Unfalles an Wahrscheinlichkeit. Ganz abzulehnen ist sie, wenn Beschwerden erst nach längerer Zeit aufgetreten sind.

Bei Beurteilung von Beschwerden bei Bestehen einer Wanderniere ist im allgemeinen große Vorsicht am Platze, da sie erfahrungsgemäß in der weitaus großen Mehrzahl der Fälle keinerlei Störungen verursacht. Vielfach werden ihr mancherlei Beschwerden, besonders nervöser Art, zu Unrecht zur Last gelegt und manche hypochondrische Vorstellung wird durch die Mitteilung über das Vorliegen einer Wanderniere wachgerufen.

Erkrankungen des Nervensystems.

Unter den Unfallereignissen, welche organische Schädigungen des Nervensystems hervorzurufen vermögen, nehmen der praktischen Wichtigkeit nach mechanische Gewalteinwirkungen die erste Stelle ein.

In der Mehrzahl der Fälle wird der Schädel oder die Wirbelsäule unmittelbar von einer Verletzung, Schlag, Stoß, Quetschung usw., getroffen, seltener zieht eine allgemeine schwere Erschütterung Gehirn und Rückenmark in Mitleidenschaft.

Beweisend für eine Schädigung des Gehirnes durch mechanische Einwirkungen ist das Auftreten von Zeichen einer **Gehirnerschütterung.**

Sie wird besonders durch Verletzungen hervorgerufen, die flächenhaft einen größeren Teil des Schädels treffen. Verletzungen der Weichteile und Knochen brauchen dabei nicht zustande zu kommen. Dem Nachweise einer Gehirnerschütterung ist in jedem Falle besondere Aufmerksamkeit zuzuwenden, um so mehr als der Grad ihrer Ausbildung wertvolle Aufschlüsse über die Schwere der entstandenen Gehirnschädigung geben kann. Auf die verschiedenen Anschauungen über das Zustandekommen der Gehirnerschütterung kann hier nicht eingegangen werden. In manchen Fällen wurden deutliche anatomische Veränderungen, kleine Blutungen, besonders am Boden der vierten Hirnhöhle, Entartungserscheinungen an Nervenzellen und -Fasern, Gefäßveränderungen usw. gefunden, in anderen Fällen schien der Befund regelrecht. Bei letzteren wird man aber feinere Störungen im Nervengewebe annehmen müssen, die sich dem Nachweis durch unsere heutigen Verfahren entziehen.

Das wichtigste Zeichen der Gehirnerschütterung ist eine im Augenblicke der Verletzung einsetzende Störung des Bewußtseins in Form von völligem Bewußtseinsverlust für Minuten, Stunden oder sogar Tage nach schweren Einwirkungen, eines „Schwarzwerdens vor den Augen" und schnell vorübergehender Unbesinnlichkeit in leichten Fällen. Dazu kommen oft Störungen der Atmung, die beschleunigt, unregelmäßig, zeitweise aussetzend sein kann, Verlangsamung und zeitweise auch Unregelmäßigkeit des Pulses und Erbrechen. In ganz schweren Fällen wird auch unwillkürlicher Abgang von Harn und Kot beobachtet. Der Tod kann durch Atmungslähmung herbeigeführt werden. Übergang der Pulsverlangsamung in Pulsbeschleunigung kündigt oft den ungünstigen Ausgang an.

In günstig verlaufenden Fällen besteht nicht selten nach Rückkehr des Bewußtseins Verlust der Erinnerung (Amnesie) für das Unfallereignis, oft auch für einen mehr oder weniger langen Zeitraum vorher. Allmähliche Wiederausfüllung der Gedächtnislücke wird manchmal beobachtet. Störungen seitens des Pulses überdauern in vielen Fällen den Bewußtseinsverlust, ebenso Erscheinungen von Übelkeit, Brechreiz und Erbrechen, die übrigens auch als einzige Zeichen leichterer Gehirnerschütterungen vorkommen können. Über Schwindel wird häufig geklagt.

Als Folgen von Gehirnerschütterungen bleiben besonders Kopfschmerzen, Schwindel und Gedächtnisschwäche oft für längere Zeit oder sogar dauernd zurück. Nicht selten wird auch Abnahme der körperlichen und geistigen Leistungsfähigkeit, erhöhte Empfindlichkeit gegen Alkohol und Charakterveränderung beobachtet, die sich bald in gedrückter Stimmung oder hypochondrischen Vorstellungen, bald in gesteigerter Erregbarkeit, Angstzuständen usw. äußert. Ob diesen Störungen, denen wir bei Besprechung der Unfallneurosen wieder begegnen werden, organische Veränderungen zugrunde liegen, oder ob sie funktioneller Natur sind, läßt sich oft nicht mit Sicherheit entscheiden.

Mischformen aus Störungen beiderlei Art hat man zum Unterschiede von den reinen, nicht organisch bedingten Unfallneurosen als **„Kommotionsneurosen"** bezeichnet. Ihre Annahme wird wahrscheinlich, wenn sich nach einem mit Gehirnerschütterung einhergehenden Unfalle Störungen an den Pupillen (Trägheit usw.), an den Sehnen- und Knochenhautreflexen (einseitige Steigerungen), das Babinskische Zeichen, Labyrinthveränderungen usw. neben Erscheinungen nachweisen lassen, die als funktionell aufzufassen sind.

Beachtenswert ist auch die zuerst von Quincke gemachte Beobachtung, daß nach schweren Kopfverletzungen als einziges Zeichen organischer Erkrankung erhöhter Lumbaldruck gefunden werden kann. Finkelnburg warnt aber mit Recht vor regelmäßiger Anwendung der Lumbalpunktion, da er ebenso wie andere danach Verschlimmerung der Kopfbeschwerden eintreten sah.

(Über Beziehungen von Kopfverletzungen zu Arteriosklerose vgl. S. 97, über traumatischen Schwachsinn S. 93.)

Gewalteinwirkungen auf umschriebene Stellen des Schädels können, auch ohne diesen zu zertrümmern, schwere Schädigungen des Gehirns, **Hirnquetschung** (Contusio cerebri) hervorrufen.

Sie kann an denjenigen Gehirnteilen auftreten, welche der betroffenen Schädelgegend unmittelbar anliegen, ebenso aber durch die Wirkung des Gegenstoßes (Contrecoup) auch an entfernten Gehirnpartien. Je nach Art und Ausdehnung der Gewalteinwirkung kann die Hirnquetschung allein zustande kommen oder sich mit Zeichen von Gehirnerschütterung verschiedenen Grades verbinden.

Nicht selten wird das Gehirn nicht nur gequetscht, sondern gleichzeitig durch abgesprengte Knochensplitter verletzt. Derartige Fälle bieten klinisch keine kennzeichnenden Besonderheiten, sind aber oft durch Röntgenuntersuchung klarzustellen. Gehirnschädigungen infolge durchbohrender Schädelverletzungen, Gehirnwunden, können naturgemäß ähnliche Folgen haben wie die Hirnquetschung.

Erkennung der Hirnquetschung ist nur möglich, wenn solche Gehirnteile zerstört wurden, deren Schädigung deutliche Ausfallserscheinungen hervorruft. Quetschungen anderer Teile, z. B. des Stirnhirns, entziehen sich oft dem klinischen Nachweis.

Nicht selten haben sie **Zystenbildungen** im Gehirn und ebenso wie nach Verletzungen der harten Hirnhaut und durchbohrenden Schädelverletzungen **narbige Verwachsungen** zwischen Gehirn, Hirnhäuten und Schädel zur Folge, die zu mannigfachen Beschwerden Veranlassung geben können. Ihr klinischer Nachweis ist selten mit Sicherheit möglich, es ist aber bei Fortbestehen von Störungen nach Kopfverletzungen stets an die Möglichkeit solcher Veränderungen zu denken.

Das Rückenmark ist durch die Art seiner Umhüllung und seine freie Lagerung in ihr erheblich besser vor mechanischen Einwirkungen geschützt als das Gehirn, und infolgedessen sind reine Rückenmarksverletzungen ohne Mitbeteiligung der Wirbelsäule erheblich seltener als Fälle, in denen das Rückenmark durch Wirbelverletzungen in Mitleidenschaft gezogen wird.

Ein der Gehirnerschütterung entsprechendes Krankheitsbild der **Rückenmarkserschütterung** wird von vielen Untersuchern nicht anerkannt, da sich die auf sie bezogenen Störungen großenteils in anderer Weise, durch Schockwirkung, Gehirnerschütterung usw. erklären lassen. Immerhin kommen Fälle vor, in denen einzelne Erscheinungen, z. B. Ausfall einer Anzahl von Sehnenreflexen, sich nicht wohl durch die erwähnten Annahmen erklären lassen. Jedenfalls ist aber eine reine Rückenmarkserschütterung recht selten. Die sog. Spinalirritation, die auf Rückenmarkserschütterung zurückgeführt wurde, gehört ins Gebiet der Neurosen nach Unfall.

Außer mechanischen Verletzungen können heftige seelische Erschütterungen, Schrecken, Angst, Erregung usw., das Zentralnervensystem schädigen. Über die Art ihrer Wirkung fehlen uns genauere Kenntnisse, es ist aber zu vermuten, daß sie unter anderem durch Störungen der Blutversorgung, plötzliche Gefäßzusammenziehung usw., wirken. Sie kommen wohl nur als Ursache von Gehirnerkrankungen in Frage, während eine wesentliche Einwirkung auf das Rückenmark nicht erwiesen ist.

Auch durch einmalige körperliche Überanstrengungen kann das Gehirn in Mitleidenschaft gezogen werden, indem die dabei eintretende Blutdrucksteigerung zu Zerreißung von Gehirngefäßen führt. In seltenen Fällen müssen sie auch als Ursachen von Rückenmarkserkrankungen beschuldigt werden.

Vergiftungen, z. B. durch Gase, und Einwirkung starker, plötzlicher Luftdruckschwankungen, z. B. bei der Arbeit in sog. Caissons, können ebenfalls das ganze Zentralnervensystem beeinflussen. In seltenen Fällen kommen auch Erkältungseinflüsse in Betracht.

Die Frage, ob und inwieweit Verletzungen entfernt liegender Körperteile durch Vermittelung einer **„aufsteigenden Nervenentzündung"** auf Gehirn oder Rückenmark einwirken können, ist noch strittig. Früher wurde von vielen Untersuchern die Ansicht vertreten, daß eine Nervenentzündung bis ins Rückenmark oder Gehirn aufsteigen und hier Erkrankungen hervorrufen könne. Es ist zuzugeben, daß sich infektiöse Entzündungen in sehr seltenen Fällen in der Nervenscheide eine Strecke weit nach aufwärts fortpflanzen können, es sind aber bisher keine Befunde bekannt geworden, die das Vordringen derartiger Entzündungen bis in die Nervenwurzeln oder sogar noch weiter aufwärts bewiesen. Solange aber solche fehlen, kann eine aufsteigende Nervenentzündung nicht mit hinreichender Wahrscheinlichkeit als Ursache einer Erkrankung des Zentralnervensystems anerkannt werden.

Auf die Möglichkeit reflektorischer Beeinflussung der Zentralorgane von verletzten Stellen, besonders von Narben, aus, kommen wir bei Besprechung der Epilepsie nach Unfall zurück.

Mitbeteiligung des Zentralnervensystems bei anderweitigen Unfallerkrankungen, z. B. bei Herzklappenentzündungen durch Embolie, bei septischen Erkrankungen usw. kommt in mannigfachster Weise zur Beobachtung.

Infektiöse Erkrankungen des Schädelinhalts.

Durchbohrende Verletzungen des Schädels und der harten Hirnhaut können Entzündungserregern den Weg in die weichen Hirnhäute und ins Gehirn eröffnen. Die Wunden brauchen nicht an einer von außen sichtbaren Stelle des Schädels zu liegen, sondern es können auch Brüche des Schädelgrundes die Nasennebenhöhlen eröffnen und den dort befindlichen Keimen Zutritt zur Schädelhöhle verschaffen.

In anderen Fällen dient den Krankheitserregern anscheinend eine kleine Wunde der Kopfhaut ohne gleichzeitige Verletzung des Schädelknochens als Eintrittspforte und endlich ist zuzugeben, daß auch ohne jede Durchtrennung der äußeren Bedeckungen durch eine Gewalteinwirkung Gewebsveränderungen im Gehirn und seinen Häuten entstehen können, welche auf dem Blutwege zugeführten Keimen die Ansiedelung ermöglichen. Besonders für Tuberkulose und Syphilis kommt diese Entstehungsweise in Frage, seltener wohl für eitrige Entzündungen.

Die Frage, ob ein Unfallereignis geeignet war, die Entstehung einer infektiösen Erkrankung im Schädelinnern zu begünstigen, ist mit großer Wahrscheinlichkeit zu bejahen, wenn es Erscheinungen von Gehirnerschütterung oder auf Hirnquetschung hinweisende Ausfallserscheinungen zur Folge gehabt hat. Fehlte beides, so kann, wie aus dem über

Hirnquetschung Gesagten hervorgeht, gleichwohl eine Schädigung des Gehirns stattgefunden haben, die sogar als wahrscheinlich anzuerkennen ist, wenn es sich um eine heftige Gewalteinwirkung handelte. Aber auch bei leichteren Schädigungen kann ein ursächlicher Zusammenhang nicht ganz in Abrede gestellt werden, wenn eine Hautwunde entstand, die das Eindringen von Krankheitskeimen ermöglichte.

Der zeitliche Abstand zwischen Verletzung und Eintritt einer infektiösen Erkrankung innerhalb des Schädels ist abhängig von ihrem Sitze und von der Art der mitwirkenden Keime.

Eitrige Hirnhautentzündungen entwickeln sich meist innerhalb der ersten Tage nach der Verletzung, selten später.

In Fällen von sog. **„Spätmeningitis"**, in denen die Erkrankung erst nach Jahren einsetzte, kann ein Zusammenhang wohl nur anerkannt werden, wenn die Hirnhauterkrankung von einem Gehirnabszeß ausging. In allen anderen Fällen ist es mindestens ebenso wahrscheinlich, daß der gleiche Mensch eine Kopfverletzung erlitt und zufällig später an einer von dem Unfalle unabhängigen Meningitis erkrankte.

Denn wenn auch die Leichenöffnung etwa Reste einer abgeheilten Schädelgrunderöffnung ergibt, so kann diese nach Ablauf eines längeren Zeitraums doch nicht mehr als Eingangspforte des Krankheitserregers gelten, weil eine Durchtrennung der Schleimhaut einer Nebenhöhle sich ebenso wie der Knochenriß schnell durch Narbengewebe usw. schließt. Die Annahme, daß sich Eitererreger lange Zeit in ruhendem Zustande in den Hirnhäuten erhalten könnten, um dann später plötzlich Entzündungen zu erzeugen, entbehrt jeder Grundlage. Ebensowenig ist erwiesen, daß eine alte, durch einen nichtinfektiösen Vorgang entstandene Gehirnnarbe die Ansiedelung zufällig eindringender Bakterien erleichtere.

Über die zeitlichen Beziehungen eines **Gehirnabszesses** zu der auslösenden Verletzung lassen sich keine bestimmten Angaben machen. Er kann innerhalb weniger Tage deutliche Erscheinungen hervorrufen, ebensogut aber auch erst nach Monaten und nach einer ganzen Reihe von Jahren erkennbar werden. Besonders bei in der Tiefe des Gehirns, etwa in der Marksubstanz, entstehenden Eiterungen beobachtet man außerordentlich lange Entwicklungszeiten. In derartigen Fällen sind Brückensymptome besonders in Form von Kopfschmerzen für den Nachweis des ursächlichen Zusammenhanges wichtig, jedoch können auch Zeiten völligen Wohlbefindens eingeschaltet sein.

Entstehung des Abszesses in der Nähe der verletzten Stelle macht den Zusammenhang wahrscheinlich, anderer Sitz schließt ihn nicht aus. Wichtig für die Beurteilung ist die Feststellung der wahrscheinlich von den Keimen benutzten Eingangspforte, z. B. der Nachweis, daß eine bei der Verletzung entstandene Hautwunde geeitert hat.

Bestand bereits vor dem Unfall eine Eiterung am Schädel, z. B. eine chronische Mittelohrentzündung, die erfahrungsgemäß auch ohne äußere Einwirkung oft zu eitrigen Erkrankungen am Gehirn oder seinen Häuten führt, so darf deshalb nicht ohne weiteres der Zusammenhang der letzteren mit einer Verletzung in Abrede gestellt werden. Vielmehr werden gerade derartige Kranke durch Kopfverletzungen besonders gefährdet, weil eine starke Erschütterung des Mittelohres Ausbreitung in ihm vorhandener Keime veranlassen kann. Es läßt sich allerdings in derartigen Fällen nie ausschließen, daß diese nicht auch ohne den Unfall in die Schädelhöhle eingedrungen wären.

Tuberkulöse Hirnhautentzündung ist mehrfach nach Kopfverletzungen beobachtet worden, besonders in Fällen, in denen gleichzeitig eine Erschütterung des ganzen Körpers einwirkte. Da bei der anatomischen Untersuchung meist verkäste Bronchialdrüsen gefunden werden, so liegt die Annahme nahe, daß durch die allgemeine Erschütterung in ihnen enthaltene Tuberkelbazillen freigemacht wurden und daß diese sich dann in der durch die Kopfverletzung geschädigten Hirnhaut ansiedelten. Der ursächliche Zusammenhang ist als wahrscheinlich anzuerkennen, wenn sich einige Tage nach der Verletzung die ersten Erscheinungen, Kopfschmerzen, Erbrechen usw., zeigen und innerhalb der gewöhnlichen Zeit von etwa 3 Wochen nach Beginn der Erkrankung der Tod eintritt. Längere Zwischenräume machen einen Zusammenhang unwahrscheinlich, falls sich nicht nachweisen läßt, daß zunächst ein Gehirntuberkel oder eine umschriebene Hirnhautentzündung entstand und daß erst von diesen Herden aus eine allgemeine, tödliche Meningitis ausging.

Gehirnsyphilis kann sowohl durch Kopfverletzungen wie durch schwere seelische Erschütterungen ausgelöst werden. Diese Entstehungsart ist als wahrscheinlich zu bezeichnen, wenn in den ersten Tagen nach der Verletzung Gehirnerscheinungen bemerkbar werden, an welche sich die Zeichen der syphilitischen Erkrankung anschließen. Je schwerer der Unfall war, desto wahrscheinlicher wird der Zusammenhang.

Metasyphilitische Erkrankungen.

Die bis vor kurzem vielumstrittene Frage, ob die **fortschreitende Gehirnlähmung** (progressive Paralyse, Gehirnerweichung) durch Unfallereignisse allein hervorgerufen werden könne, muß mit Rücksicht auf die Ergebnisse der neueren serologischen und anatomischen Untersuchungen jetzt endgültig verneint werden. Die Syphilis ist die Vorbedingung für die Entstehung der Paralyse. Nicht ganz so bestimmt ist die Frage für die **Rückenmarksschwindsucht** (Tabes dorsalis) zu beantworten, aber auch bei ihr muß daran festgehalten werden, daß ein Fall, in dem Entstehung ausschließlich durch Unfall sicher erwiesen wäre, bisher nicht bekannt geworden ist. Gleichwohl sind Beziehungen beider Erkrankungen zu Unfallereignissen möglich, und zwar können diese bei durch Syphilis vorbereitetem Nervensystem auslösend wirken oder die bereits bestehenden Leiden verschlimmern.

Vorbedingung für die Anerkennung eines ursächlichen Zusammenhanges zwischen einem Unfall und fortschreitender Gehirnlähmung oder Rückenmarksschwindsucht im Sinne einer Auslösung ist der Nachweis, daß die beschuldigte Verletzung einigermaßen erheblich und geeignet war, Gehirn oder Rückenmark oder beide zu schädigen. Es kommen demnach im allgemeinen nur mechanische Gewalteinwirkungen in Betracht, für die Paralyse vielleicht ausnahmsweise auch Hitzschlag oder Sonnenstich, da beide organische Veränderungen im Gehirn hervorzurufen vermögen. Schreckwirkungen sind ebenfalls beschuldigt worden, aber zweifellos zu Unrecht. Ebenso muß die gelegentlich gemachte Annahme, daß rein periphere Verletzungen durch Vermittlung einer aufsteigenden Nervenentzündung beide Erkrankungen hervorrufen könnten, als durchaus unerwiesen abgelehnt werden.

Auslösung einer metasyphilitischen Erkrankung durch ein schweres Krankenlager infolge Unfalles ist vielleicht als möglich anzuerkennen, aber zum mindesten äußerst selten.

Häufig ist der „Unfall" sowohl bei der Tabes wie bei der Paralyse schon eine Folge der bestehenden Erkrankung. Ein paralytischer Anfall kann ihn vortäuschen und Schwindel, Ungeschicklichkeit infolge Abnahme der geistigen Fähigkeiten oder infolge Unsicherheit bei Bewegungen (Ataxie) usw. können leicht zu Verwechslungen Anlaß geben.

Feststellung der Zeichen einer metasyphilitischen Erkrankung unmittelbar nach einem Unfalle spricht gegen die Annahme eines Zusammenhanges. Am wahrscheinlichsten wird er, wenn nach Abklingen der ersten Erscheinungen unbestimmte Beschwerden bestehen bleiben und erst nach einer Reihe von Monaten allmählich Zeichen von Paralyse oder Tabes hervortreten. Bei einem Abstand von mehr als 1—1½ Jahren zwischen Unfall und Erkrankung wird er unwahrscheinlich, es sei denn, daß ausgesprochene Brückensymptome, deren Beginn bis in die Zeit bald nach der Verletzung zurückreicht, die Verbindung herstellen.

Verschlimmerung einer bereits bestehenden Paralyse oder Tabes durch eine Verletzung kann nur anerkannt werden, wenn die Zunahme der Krankheitserscheinungen in den ersten Tagen oder Wochen danach einsetzte. In derartigen Fällen können auch schon geringere Schädigungen, die Gehirn und Rückenmark nicht unmittelbar treffen, wesentlichen ungünstigen Einfluß haben, besonders wenn der Allgemeinzustand durch ihre Folgen, Schmerzen usw., stark beeinträchtigt wurde. Immerhin wird in allen derartigen Fällen besonders sorgfältig zu prüfen sein, ob die Verschlimmerung von „wesentlicher" Bedeutung für den gesamten Krankheitsverlauf ist, ob also anzunehmen ist, daß dieser durch die beschuldigte Schädigung erheblich beschleunigt wurde.

Bei Bestehen einer Rückenmarksschwindsucht können manchmal unbedeutende Unfälle schwere Folgen haben, indem z. B. nach leichten Hautverletzungen tiefgreifende Geschwürsbildungen (Malum perforans) oder nach geringen Gelenkschädigungen schwere Erkrankungen (Arthropathien) entstehen. Selbstverständlich beschränkt sich in solchen Fällen die Entschädigungspflicht auf diese Krankheitszustände.

Diagnostische Schwierigkeiten gegenüber der progressiven Paralyse kann der sog. **traumatische Schwachsinn** bieten. Er wird besonders bei älteren Menschen nach schweren Kopfverletzungen beobachtet und vergesellschaftet sich nicht selten mit Erscheinungen einer Unfallhysterie oder -Neurasthenie. Die Unterscheidung von der Paralyse ist nicht allzu schwierig, wenn deren körperliche Erscheinungen, Pupillenstarre usw., dauernd fehlen, dagegen sind Verwechselungen leicht möglich, wenn sich bei Schwachsinn nach Kopfverletzung Störungen der Pupillenreaktion oder Lähmungserscheinungen finden, die in ähnlicher Weise bei Paralyse vorkommen [1]). In der-

[1]) Derartige Pupillenstörungen, Trägheit, Starre usw., werden in seltenen Fällen auch ohne gleichzeitiges Bestehen erheblicher Gehirnstörungen nach schweren Kopfverletzungen beobachtet.

artigen Fällen kann nur eingehende Untersuchung des Blutes und der Rückenmarksflüssigkeit vielfach die Entscheidung ermöglichen. Vorsicht ist aber auch bei der Bewertung dieser Befunde nötig, da z. B. ein Syphilitischer an einfachem Schwachsinn nach Kopfverletzung erkranken oder Fehlen der Wassermannschen Reaktion im Blut Folge vorhergehender, dem Gutachter verschwiegener Behandlung sein könnte.

Blutungen aus Hirnhautschlagadern und Pachymeningitis haemorrhagica interna.

Gewalteinwirkungen auf den Kopf können auch ohne Verletzung der Schädelknochen Schlagaderzerreißungen herbeiführen, sowohl auf der betroffenen Seite als durch Gegenstoß auf der gegenüberliegenden. Bei Verletzung kleiner Gefäße können deutliche Erscheinungen fehlen, dagegen hat Zerreißung großer Schlagadern, besonders der Arteria meningea media oder ihrer Äste, schwere Hirndruckerscheinungen durch Bildung von Blutergüssen, sog. Hämatomen der Dura mater, zur Folge. Für die Beurteilung ist wichtig, daß diese nicht immer unmittelbar der Verletzung folgen, sondern oft erst nach mehreren Stunden eintreten, wenn sich der Verletzte von dem anfänglichen Schock erholt hat und die Herzkraft besser geworden ist.

In seltenen Fällen entsteht nach Kopfverletzungen oder erheblichen allgemeinen Erschütterungen das Krankheitsbild der Pachymeningitis haemorrhagica interna. Im Gegensatz zu der einfachen Hirnhautblutung entwickeln sich ihre Erscheinungen langsam im Laufe von Wochen, und Hirndruckerscheinungen treten unter Umständen erst nach einigen Monaten, manchmal ziemlich plötzlich, auf. Voraussetzung für die Anerkennung als Unfallfolge ist der Nachweis, daß der Kranke vor der Verletzung arbeitsfähig und nicht nachweisbar krank war, daß die Verletzung erheblich war und mit Erscheinungen von Hirnerschütterung einherging. Bei durch Alkoholmißbrauch oder Lues gegebener Neigung zu Pachymeningitis ist Entstehung unabhängig von der Verletzung nie auszuschließen.

Gehirnblutung.
(Apoplexie).

Eine Gehirnblutung tritt ein, wenn die Wand einer Gehirnschlagader durch eine Erkrankung so geschwächt ist, daß der im Gefäße herrschende Druck die Widerstandsfähigkeit der Wand übertrifft und sie infolgedessen zersprengt. Bei immer weiter fortschreitender Schwächung der Gefäßwand genügt schließlich der gewöhnliche Blutdruck, um das Gefäß zu zerreißen. Bei weniger schwerer Veränderung kann die Gefäßwand gegenüber dem regelrechten Blutdruck noch standhalten, während erhöhter Druck sie durchbricht.

Hieraus ergeben sich **zwei Möglichkeiten für den ursächlichen Zusammenhang zwischen Unfallereignissen und Gehirnblutung**, die nicht immer streng zu trennen sind, sondern auch nebeneinander in Betracht kommen können:

1. Der Unfall schafft durch Schädigung der Gefäßwand die Vorbedingung für das Zustandekommen der Blutung;

2. Er ruft eine Blutdrucksteigerung hervor, die zur Zerreißung des Gefäßes führt.

Im ersten Falle kann die Gefäßwand vor der Verletzung völlig gesund oder auch schon mehr oder weniger verändert gewesen sein. Im zweiten Falle kann es sich nur um bereits kranke Gefäße handeln, da Zerreißung einer gesunden Hirnschlagader durch einfache Blutdrucksteigerung ausgeschlossen ist.

Auch wenn klinisch eine Erkrankung der fühlbaren Schlagadern nicht erkennbar ist, so ist gleichwohl bei der Begutachtung von Fällen, für die nur die zweite Möglichkeit in Frage kommt, von der Annahme einer bereits bestehenden Gefäßerkrankung auszugehen. Denn wir haben kein Mittel, um zu Lebzeiten des Kranken über die Beschaffenheit der Gehirngefäße unmittelbaren Aufschluß zu erhalten, und vor allem sind diese nicht selten erkrankt, während die peripheren Gefäße nicht nachweisbar verändert sind. Auch Blutdrucksteigerung kann in solchen Fällen fehlen.

Bei der Begutachtung ist zu unterscheiden zwischen **Blutungen, die unmittelbar oder doch nur kurze Zeit nach der Verletzung eintreten**, und den wesentlich selteneren sog. „Spätapoplexien". Erstere sind praktisch wichtiger und sollen deshalb an erster Stelle besprochen werden.

Schwere Kopfverletzungen können unmittelbar zu Zerreißung von Gehirnschlagadern führen, im ganzen ist aber diese Folge erheblich seltener als die Verletzung von Gefäßen der Hirnhäute. Die Beurteilung des ursächlichen Zusammenhanges bietet in solchen Fällen keine Schwierigkeiten.

Dagegen ist die Entscheidung nicht leicht, wenn keine oder nur eine unbedeutende Kopfverletzung stattgefunden hat, das Unfallereignis also lediglich im Sinne der zweiten Möglichkeit durch die Beeinflussung des Blutdrucks gewirkt haben kann.

In derartigen Fällen ist immer in erster Linie festzustellen, ob überhaupt ein Unfall vorliegt. Nicht selten läßt sich durch genaue Zeugenvernehmungen nachweisen, daß die Gehirnblutung den angeblichen „Unfall“ veranlaßte. Fall zu ebener Erde z. B. ist in dieser Hinsicht stets verdächtig.

Wenn nur ein „Verheben“, Überanstrengung bei einer Betriebsarbeit usw. als Ursache der Blutung beschuldigt wird, so bestehen oft Zweifel, ob diese Leistungen das Maß des Betriebsüblichen überschritten. Vom ärztlichen Standpunkte aus muß manchmal zugegeben werden, daß die beschuldigte Arbeit für einen gesunden Menschen keine übermäßige Anstrengung dargestellt haben würde, wohl aber für einen Menschen mit krankhaft veränderten Gefäßen.

Nach Entscheidung dieser Vorfragen muß geprüft werden, ob der Unfall geeignet war, eine wesentliche Blutdrucksteigerung hervorzurufen. Bei starken körperlichen Anstrengungen und Unfällen, die mit heftigem Schrecken einhergingen, auch wenn sie an sich unbedeutend waren, ist diese Frage zu bejahen, ebenso für starke Abkühlung des Körpers besonders bei vorheriger Erhitzung.

Wenn aber auch der Nachweis einer Blutdrucksteigerung erbracht ist, so ist damit doch der ursächliche Zusammenhang noch nicht erwiesen.

Denn es läßt sich nie ausschließen, daß auch ohne die Einwirkung des Unfalles, wenn nicht im gleichen Augenblick, so doch kurze Zeit nachher, das erkrankte Gefäß zerrissen wäre, vielleicht unter dem Einflusse einer durch eine Verrichtung des täglichen Lebens hervorgerufenen Blutdrucksteigerung oder auch ohne jede äußere Ursache. Andererseits muß aber auch immer die Möglichkeit zugegeben werden, daß die erkrankte Gefäßwand den Anforderungen, welche der gewöhnliche Blutdruck an ihre Festigkeit stellte, noch für längere Zeit gewachsen gewesen wäre.

Der Gutachter kann unter diesen Umständen kein sicheres Urteil abgeben, vielmehr muß er sich auf die Abwägung der verschiedenen Möglichkeiten gegeneinander beschränken. In den meisten Fällen wird die Anschauung, die er sich über die Stärke der durch den Unfall ausgelösten Blutdrucksteigerung bildet, ausschlaggebend sein. Je erheblicher sie war, desto wahrscheinlicher wird der ursächliche Zusammenhang.

Erfolgt die Blutung nicht im unmittelbaren Anschluß an den blutdrucksteigernden Vorgang, sondern erst nach Stunden oder spätestens nach 1—2 Tagen, so bleibt die Wahrscheinlichkeit eines ursächlichen Zusammenhanges gleichwohl bestehen, wenn bei einem bis dahin beschwerdefreien und arbeitsfähigen Menschen Kopfschmerzen, Schwindel usw. als Brückensymptome während der Zwischenzeit einwandfrei festgestellt sind. Wir dürfen in derartigen Fällen wohl annehmen, daß der Unfall nur eine weitere Schädigung der Gefäßwand herbeigeführt hat, die erst allmählich unter dem Einflusse des Blutdruckes zur Entstehung des Einrisses führte.

Als „Spätapoplexien“ sind Fälle von Gehirnblutung beschrieben worden, in denen die Blutungen erst längere Zeit, einige Tage bis 3/4 Jahre nach der Verletzung, eintraten.

Sie beruhen auf Gefäßschädigungen, die durch Gehirnerschütterung ausgelöst werden und zu Bildung kleiner Erweiterungen (miliarer Aneurysmen) oder umschriebener Gefäßverhärtungen führen. Möglicherweise begünstigen gleichzeitig entstehende Erweichungsherde das Zustandekommen der Gefäßerkrankung.

Voraussetzung für Anerkennung einer Spätapoplexie ist der Nachweis, daß eine erhebliche Gewalteinwirkung auf den Kopf oder eine allgemeine Erschütterung stattgefunden hat und daß Erscheinungen von Gehirnerschütterung festgestellt wurden.

Wenn bereits vor dem Unfalle Gefäßveränderungen bestanden, so läßt sich in Fällen dieser Art noch weniger wie in den vorher besprochenen ausschließen, daß die Gehirnblutung nicht auch ohne äußere Einwirkung zu etwa der gleichen Zeit erfolgt wäre. Infolgedessen kann selbst bei Vorliegen gewisser Brückensymptome, die aber wohl meist nicht sicher von Erscheinungen des Grundleidens abzugrenzen sind, kaum die Möglichkeit eines Zusammenhanges zugegeben werden, wenn der zeitliche Abstand zwischen Unfall und Blutung mehr als etwa 1—2 Wochen beträgt. Nur bei gesunden jungen Menschen, bei denen Arteriosklerose und Syphilis auszuschließen ist, muß die Wahrscheinlichkeit eines Zusammenhanges auch dann anerkannt werden, wenn längere Zeit nach einer beträchtlichen Kopfverletzung eine Gehirnblutung eintritt. In derartigen Fällen scheinen meist Brückensymptome, Kopfschmerzen, Schwindel, Reizbarkeit usw., vorhanden zu sein, ihr Fehlen berechtigt aber wohl nicht zu einer Ablehnung des Zusammenhanges.

Entstehung einer **Sklerose der Gehirnschlagadern** als unmittelbare Folge einer Schädelverletzung ist bisher nicht erwiesen, wohl dagegen können die Folgen der Schädelverletzung ebenso wie diejenigen anderer Unfälle auf die Entwicklung des Leidens einwirken. Praktisch wichtig ist die

Tatsache, daß bei bestehender Verhärtung der Gehirnschlagadern Kopfverletzungen nicht selten erheblich schwerere Folgen nach sich ziehen wie bei Menschen mit gesunden Gehirngefäßen. Es kann sogar vorkommen, daß sich im Anschlusse an eine solche bei einem vor der Verletzung arbeitsfähigen Arteriosklerotiker ziemlich plötzlich das Krankheitsbild einer schweren „zerebralen Arteriosklerose“ entwickelt.

Herdförmige Verhärtung
(multiple Sklerose).

Die echte herdförmige Verhärtung entwickelt sich in der großen Mehrzahl der Fälle ohne jede erkennbare äußere Einwirkung. Neuere Untersuchungen scheinen für die Annahme eines bestimmten Erregers zu sprechen, eine endgültige Klärung dieser Frage ist aber noch nicht erzielt und dementsprechend fehlt es auch noch an Kenntnis der etwaigen Eingangspforte, der Übertragungsart usw.

Unter diesen Umständen steht die Mehrzahl der Gutachter auf dem Standpunkt, daß ein Unfall als alleinige Ursache der herdförmigen Verhärtung nicht in Betracht kommen kann. Es wird vielmehr nur zugegeben, daß ein solcher bei Bestehen gewisser, bisher noch nicht genügend bekannter Vorbedingungen die Erkrankung auslösen oder die Entwicklung des bereits bestehenden Leidens wesentlich beeinflussen könne.

Als Schädigungen, welchen eine derartige Wirkung zugeschrieben wird, sind in erster Linie *alle Verletzungen* zu nennen, *welche geeignet sind, Gehirn oder Rückenmark heftig zu erschüttern*, besonders also starke Gewalteinwirkungen auf Kopf und Rücken und schwere allgemeine Erschütterungen. Außerdem werden Abkühlungen des Körpers und heftige seelische Erregungen beschuldigt, ob mit Recht, muß vorläufig dahingestellt bleiben. Die Annahme der Entstehung oder Verschlimmerung des Leidens durch *leichte* Verletzungen ist kaum statthaft.

Das nicht ganz selten beobachtete Auftreten der ersten Erscheinungen einer multiplen Sklerose nach Infektionskrankheiten könnte unfallrechtlich gelegentlich von Bedeutung sein, falls die betreffende Infektionskrankheit durch eine entschädigungspflichtige Verletzung hervorgerufen wäre.

Ursächlicher Zusammenhang der herdförmigen Verhärtung mit Verletzungen, die das Nervensystem nicht unmittelbar in Mitleidenschaft ziehen, z. B. Verletzungen der Gliedmaßen, ist als unwahrscheinlich abzulehnen. Stärkeres Auftreten der Erscheinungen an dem verletzten Glied genügt nicht, um den Zusammenhang wahrscheinlich zu machen.

Bei der Begutachtung ist scharf zu unterscheiden zwischen echter fortschreitender herdförmiger Verhärtung und ähnlichen Krankheitsbildern, die zwar auch durch zerstreute Herde in Gehirn und Rückenmark erzeugt werden, bei denen aber die anatomische Untersuchung nicht das Bild der echten multiplen Sklerose mit Erhaltenbleiben der Achsenzylinder, sondern die Folgezustände kleiner Blutungen, Erweichungen usw. ergibt. Veränderungen der letztgenannten Art finden sich z. B. nach schweren Kopfverletzungen und Erschütterungen besonders bei älteren, an Schlagaderverhärtung leidenden Menschen. Auch nach schweren Kohlenoxydvergiftungen beobachtete Zustände, die klinisch der echten multiplen Sklerose gleichen, scheinen durch solche Herde bedingt zu sein[1]).

Eine besondere Schwierigkeit für die Beurteilung liegt bei der herdförmigen Verhärtung in ihrem meist sehr schleichenden Beginn. Es unterliegt keinem Zweifel, daß in vielen Fällen bereits jahrelang Veränderungen bestehen, ohne daß sich der Kranke darüber klar wird, und es läßt sich demgemäß nie mit Bestimmtheit behaupten, daß der Kranke vor dem Unfalle gesund war. Nicht selten werden auch die ersten deutlichen Krankheitszeichen, vorübergehende Sehstörungen, Lähmungen usw., dem Gutachter absichtlich oder unabsichtlich verschwiegen und es sind deshalb bei der multiplen Sklerose besonders genaue Erhebungen über frühere Krankheiten unerläßlich. Auch die Frage, ob überhaupt ein „Unfall“ vorlag, bedarf ebenso wie bei anderen Nervenkrankheiten (vgl. S. 92) vielfach besonderer Prüfung.

Unter der Voraussetzung, daß vor dem Unfalle Krankheitszustände nicht nachweisbar sind, darf Auslösung einer echten multiplen Sklerose durch eine schwere Erschütterung des Gehirns und Rückenmarks als wahrscheinlich anerkannt werden, wenn sich bei Ausschluß anderer Ursachen im Laufe von Wochen oder Monaten nach dem Unfalle die Erscheinungen entwickelten. Werden solche unmittelbar nach dem Unfalle gefunden, so ist mit überwiegender Wahrscheinlichkeit anzunehmen, daß die Erkrankung bereits vorher bestanden hat. Je später die ersten Zeichen der herdförmigen Verhärtung auftreten, desto geringer wird die Wahrscheinlichkeit eines Zusammenhanges.

Genaue Angaben über den zulässigen Zwischenraum sind nicht möglich, man darf aber wohl sagen, daß bei Auftreten der ersten Krankheitszeichen nach Ablauf von 1 bis

[1]) Daß echte multiple Sklerose als Folge von CO-Vergiftung vorkomme, ist entgegen der in vielen Lehrbüchern wiederholten Behauptung bisher nicht nachgewiesen.

2 Jahren seit dem Unfall kaum mehr als die Möglichkeit eines Zusammenhanges anerkannt werden kann.

Wenn bereits vor dem Unfalle Erscheinungen der herdförmigen Verhärtung bestanden, so ist eine die Entschädigungspflicht begründende Verschlimmerung nur anzuerkennen, wenn im unmittelbaren Anschlusse an eine schwere Erschütterung eine erhebliche Beschleunigung des Krankheitsverlaufes eintrat.

Meningitis serosa. Hydrozephalus. Pseudotumor.

In seltenen Fällen lassen noch einige andere Erkrankungen des Gehirns Beziehungen zu Unfällen erkennen. Kopfverletzungen scheinen die sog. Meningitis serosa (Quincke) auslösen zu können, und auch die Erscheinungen des Pseudotumor cerebri, die wahrscheinlich durch chronisch-entzündliche Veränderungen der weichen Hirnhäute bedingt sind, entwickeln sich gelegentlich nach solchen Einwirkungen. Endlich sind Fälle beobachtet worden, in denen ein bis dahin ohne erkennbare Störungen bestehender Hydrocephalus chronicus nach einer Gewalteinwirkung auf den Kopf schnelle Weiterentwicklung zeigte.

Für die unfallrechtliche Beurteilung genügt bei diesen Erkrankungen der Nachweis des Auftretens und der ununterbrochenen Weiterentwicklung der Krankheitserscheinungen im unmittelbaren Anschluß an eine nicht unerhebliche Kopfverletzung.

Mitbeteiligung der **Hirnnerven** bei Brüchen des Schädelgrundes ist häufig und unschwer zu beurteilen.

(Betreffs der **Neubildungen** des Gehirns vgl. S. 27.)

Rückenmarkserkrankungen.

Die Rückenmarkserschütterung und die Beziehungen von Rückenmarksschwindsucht und herdförmiger Verhärtung zu Verletzungen wurden bereits erörtert (vgl. S. 88, 92, 98). Von der Besprechung der Rückenmarksschädigungen infolge von durchbohrenden Wunden und Verletzungen der Wirbelsäule kann Abstand genommen werden, da bei ihnen die unfallrechtliche Sachlage klar ist.

Rückenmarksblutung.

Eine Hämatomyelie kann sich infolge von Gewalteinwirkung auf den Rücken, von schwerer Erschütterung bei Sturz auf die Füße oder das Gesäß, von übermäßigem Beugen des Kopfes und in seltenen Fällen nach heftiger körperlicher Anstrengung entwickeln. Entstehung durch reine Kopfverletzungen und seelische Erschütterungen ist angenommen worden, aber nicht ausreichend erwiesen. Neigung zu Blutungen, z. B. bei Bluterkrankheit (Hämophilie), Purpura usw., kann ihr Zustandekommen erleichtern.

Für den Nachweis des ursächlichen Zusammenhanges ist die Feststellung erforderlich, daß die beschuldigte Einwirkung geeignet war, eine Blutung im Rückenmark hervorzurufen und daß die ersten Erscheinungen unmittelbar nach dem Unfall einsetzten. Bis zu ihrer vollen Entwicklung können ausnahmsweise einige Stunden vergehen, meist erreichen sie aber unmittelbar nach der Verletzung ihren höchsten Grad.

Höhlenbildung im Rückenmark
(Syringomyelie).

Die Möglichkeit eines ursächlichen Zusammenhanges von Höhlenbildung im Rückenmark mit Unfällen wird von manchen Gutachtern abgelehnt. Demgegenüber muß aber betont werden, daß nach mehreren Statistiken in der Vorgeschichte derartiger Kranker auffallend oft über Verletzungen berichtet wird, besonders über Gewalteinwirkungen auf Hinterkopf und Rücken. Es ist deshalb unseres Erachtens nicht zulässig, Beziehungen des Leidens zu gewissen Verletzungen zu leugnen, wenn auch zuzugeben ist, daß es sehr häufig ohne jede äußere Einwirkung entsteht. Außerdem wird wohl allgemein anerkannt, daß bei Vorliegen angeborener Veränderungen, die als Grundlage für seine Entwicklung sicher bedeutungsvoll sind und deren Vorhandensein sich nie ausschließen läßt, eine schwere Erschütterung den Anstoß zu einer Weiterentwicklung geben kann. Ein Einfluß peripherer Verletzungen ist auch bei dieser Erkrankung abzulehnen.

Bei der Begutachtung von Fällen, in denen Zusammenhang mit einem Unfall behauptet wird, ist zunächst wenigstens mit Wahrscheinlichkeit der Nachweis zu erbringen, daß vor dem Unfall keine Rückenmarkserscheinungen bestanden, eine Forderung, die bei der schleichend verlaufenden und manchmal lange unbemerkt bleibenden Erkrankung meist außerordentlich schwer zu erfüllen ist. Es ist dann festzustellen, ob die Erschütterung bei dem Unfall heftig genug war, um das Rückenmark zu schädigen, da ein Zusammenhang mit leichten Unfällen ebenso wie mit peripheren Verletzungen ohne weiteres abzulehnen ist. Ist die Nacken- oder Hinterkopfgegend unmittelbar getroffen worden, so wird die Wahrscheinlichkeit des Zusammenhanges dadurch erhöht. Über die zeitlichen Beziehungen sind genaue Angaben nicht möglich, man wird aber mit Zeiträumen von Monaten und Jahren bis zum Auftreten gröberer, dem Kranken selbst oder dem nur oberflächlich untersuchenden Arzte auffallenden Erscheinungen rechnen müssen. Wenn unmittelbar nach der Verletzung syringomyelieverdächtige Störungen gefunden werden, so handelt es sich, falls der Verletzte vorher gesund war, höchstwahrscheinlich um Blutungen ins Rückenmark. Die Annahme einer echten

Syringomyelie würde in derartigen Fällen erst zulässig sein, wenn sich späterhin Fortschreiten der Erkrankung zeigt.

Rückenmarksentzündung
(Myelitis).

Die Möglichkeit des Zustandekommens echter Myelitis nach Gewalteinwirkungen auf den Rücken oder schwerer allgemeiner Erschütterung kann nicht bezweifelt werden, zumal es vielfach gelungen ist, im Tierversuch durch Erschütterung der Wirbelsäule, abgesehen von Blutungen, Veränderungen verschiedener Art am Nervengewebe hervorzurufen. Allerdings kann die Verletzung nicht als die einzige Ursache der Rückenmarksentzündung angesehen werden, sondern es müssen außer ihr auch noch andere Bedingungen mitwirken, die vor allem für das Fortschreiten der Erkrankung verantwortlich zu machen sind. Auch starke Kälteeinwirkungen können eine Myelitis zur Folge haben und in ganz seltenen Fällen kommt vielleicht eine körperliche Überanstrengung als Ursache in Frage. Entstehung durch seelische Erregung oder durch aufsteigende Nervenentzündung nach peripheren Verletzungen ist durchaus unerwiesen, Entwicklung im Anschlusse an eine durch Unfall herbeigeführte Infektionskrankheit hingegen möglich.

Bedingung für die Anerkennung des ursächlichen Zusammenhanges der Rückenmarksentzündung mit einem Unfall ist hinreichende Schwere des Unfalles und Einsetzen der ersten Erscheinungen, die allerdings zunächst geringfügig sein können, unmittelbar oder doch nur wenige Stunden nach der Verletzung. Wenn zur Zeit des Unfalles oder kurz nachher Infektionskrankheiten vorhanden waren, die erfahrungsgemäß als wichtigste Ursache der Myelitis anzusehen sind, so bleibt die Beurteilung unsicher. Man wird in solchen Fällen die Möglichkeit eines Zusammenhanges auch mit einem verhältnismäßig leichten Unfalle zugeben müssen, die Wahrscheinlichkeit aber wohl nur bei schweren Einwirkungen anerkennen können.

In seltenen Fällen sind ursächliche Beziehungen von Unfällen zu chronischen Erkrankungen der Vorderhornzellen, **Poliomyelitis anterior chron.**, und zu **amyotrophischer Lateralsklerose** angenommen worden. Die Möglichkeit, daß eine schwere Erschütterung des Rückenmarks bei Vorliegen gewisser, noch unbekannter Vorbedingungen für die Entwicklung dieser Erkrankungen Bedeutung haben kann, ist zuzugeben. Bestimmte Regeln für die Beurteilung lassen sich auf Grund der bisher veröffentlichten Fälle nicht aufstellen. Vor Eintritt der ersten Erscheinungen scheint meist eine Reihe von Wochen zu vergehen.

Als ausschließlich durch äußere Einwirkung entstehend ist die **Taucherlähmung** (Caissonkrankheit) bemerkenswert. Sie wird dadurch hervorgerufen, daß Menschen, die unter stark erhöhtem Luftdruck, z. B. in Taucherglocken, gearbeitet haben, plötzlich unter niedrigeren Druck gebracht werden. Dadurch scheint ein Entweichen von Gasblasen aus dem Blut und Luftembolie der Rückenmarksarterien zustande zu kommen. Das wichtigste Zeichen der Erkrankung ist neben Kopfdruck, Schwindel, Ohrensausen, Übelkeit usw. eine sehr schnell eintretende Lähmung der Beine mit Störungen des Empfindungsvermögens, der Blase usw. Da das Leiden augenblicklich mit auffallenden Erscheinungen einsetzt, ist die Beurteilung leicht.

Erkrankungen der peripheren Nerven.

Im Anschlusse an mechanische Einwirkungen, Quetschung, Druck, Zerrung usw. kann sich eine entzündliche Erkrankung in dem betroffenen Nervenstamm (**Mononeuritis**) entwickeln, besonders leicht bei Menschen, die aus anderen Gründen bereits zu derartigen Erkrankungen neigen, z. B. Alkoholikern. Von offenen Wunden in der Nähe von Nerven pflegen solche Erkrankungen nur auszugehen, wenn es sich um infizierte Verletzungen handelt. Als mittelbare Unfallfolge kann eine Nervenentzündung entstehen durch Druck von Knochenwucherungen nach Knochenverletzungen, durch Druck von Krücken, die wegen einer Unfallerkrankung gebraucht werden müssen, durch Übergreifen von entzündlichen Erkrankungen von Knochen oder Gelenken aus usw.

Als eigenartige Erkrankungsform ausgedehnterer Nervengebiete sind die **Lähmungen eines Nervengeflechtes (Plexuslähmungen)** bemerkenswert, die durch heftige Zerrungen, z. B. durch Herumschleudern des an einem Arm hängenden Körpers durch eine Maschine, entstehen. Sie beruhen entweder auf Zerreißungen im Nervengeflecht selbst oder auf Ausreißung von Nervenwurzeln, wobei übrigens auch das Rückenmark geschädigt werden kann, und bieten der Begutachtung keine Schwierigkeiten.

Als Ursache gleichzeitiger Entzündung zahlreicher Nerven (**Polyneuritis**) kommt einfache mechanische Gewalteinwirkung nicht in Betracht, dagegen könnte sie durch Vermittelung von Allgemeininfektionen nach Unfall entstehen. Sie findet sich außerdem gelegentlich nach akuten Kohlenoxyd- und Schwefelkohlenstoffvergiftungen und muß auch mit heftigen Erkältungseinflüssen in Zusammenhang gebracht werden. Ihre Entstehung durch andere Gifte, z. B. Quecksilber, Blei, Arsen usw., setzt im allgemeinen chronische Einwirkung voraus, kommt also unfallrechtlich nicht in Frage.

Bei Erkrankungen einzelner Nerven infolge von Verletzungen stützt sich der Nachweis des ursächlichen Zusammenhanges auf die meist ohne weiteres erkennbaren örtlichen Beziehungen. Schwierigkeiten für die Begutachtung entstehen nur bei der Polyneuritis, besonders in Fällen, in denen angeblich eine Erkältung usw. auf einen Alkoholiker eingewirkt hat. Die Entscheidung läßt sich unter diesen Umständen wohl nur von Fall zu Fall unter Berücksichtigung aller Nebenumstände treffen. Bedingung für die Anerkennung ist enger zeitlicher Zusammenhang: Die Erscheinungen der Polyneuritis müssen sich innerhalb weniger Tage nach der beschuldigten Einwirkung entwickelt haben.

Unfallneurosen.

Als Unfallneurosen (traumatische Neurosen) werden nervöse Erkrankungen funktioneller Art bezeichnet, die bei bestehender Krankheitsneigung durch ein Unfallereignis ausgelöst werden, ganz vorwiegend in Fällen, in denen der Verletzte Entschädigungsansprüche hat oder zu haben glaubt. Aus diesem Grunde erklärt es sich, daß diese Krankheitszustände erst seit Inkrafttreten der Unfallversicherungsgesetze häufiger beobachtet und genauer erforscht worden sind.

Die früher von manchen Untersuchern auf Grund der ersten Mitteilungen Oppenheims vertretene Anschauung, daß „die traumatische Neurose" ein selbständiges und eigenartiges Krankheitsbild von übler Vorhersage sei, hat sich als unhaltbar erwiesen. Es wird jetzt fast allgemein anerkannt, daß es sich um Fälle der gewöhnlichen Neurosen in allen ihren Formen, Nervenschwäche (Neurasthenie), Hysterie, Depressionszustände (Hypochondrie) oder um Mischformen aus diesen handelt, deren Erscheinungen und Verlauf durch die Verletzung und die mit ihr zusammenhängenden Umstände, besonders durch das Recht auf Entschädigung, beeinflußt werden.

Auf die sehr verschieden beantwortete Frage, wie wir uns diesen Einfluß zu denken haben, muß hier kurz eingegangen werden, weil sie für die unfallrechtliche Beurteilung von Bedeutung sein kann. Wahrscheinlich wirkt eine ganze Reihe von Umständen zusammen, von denen bald der eine, bald der andere mehr in den Vordergrund tritt. Besonders wichtig ist wohl meist das menschlich durchaus erklärliche Verlangen des Verletzten, aus seinem Recht auf Rente möglichst hohen Nutzen zu ziehen („Begehrungsvorstellungen" Strümpells). Dieser Wunsch kommt dem Verletzten selbst manchmal gar nicht zum Bewußtsein und darf nicht ohne weiteres als Ausfluß beabsichtigter Täuschung angesehen werden. Denn die Begriffe „Unfall" und „Rente" sind im Bewußtsein der Versicherten derart verwachsen, daß z. B. die Frage nach der Art des Unfalles nicht selten mit der Angabe der Rentenhöhe beantwortet wird. Das Verlangen nach Rente führt den Verletzten unbewußt oder bewußt dazu, alle Beschwerden, die ein Nichtversicherter vielleicht gar nicht berücksichtigen würde, die auch der Verletzte selbst vielleicht früher gelegentlich wahrgenommen, aber nicht als nennenswert empfunden hat, genau zu beachten, um sie in seinem Sinne verwerten zu können. Es verleitet ihn zu peinlicher Selbstbeobachtung, die seine Aufmerksamkeit immer wieder auf den Ort der Verletzung hinlenkt und die vielfach durch unzweckmäßige Beeinflussung durch Angehörige, andere Rentenempfänger, Winkelkonsulenten usw. noch befördert wird. Mehr und mehr kommt er auf diese Weise zu der Überzeugung, daß er schwer geschädigt sei, nicht mehr wie früher arbeiten könne und deswegen Anrecht auf eine hohe Rente habe. Glaubt er sich dann im Entschädigungsverfahren benachteiligt, wenn ihm keine oder eine seiner Ansicht nach zu geringe Rente zugesprochen wird, so beginnt der Kampf um die Rente, der mit seinen Terminen, häufigen ärztlichen Untersuchungen, seinen Erregungen und seinem Ärger usw. das an und für sich wenig widerstandsfähige Nervensystem weiter herunterbringt. Sorge um die Zukunft spielt vielleicht auch manchmal eine Rolle, wenn der Verletzte von seiner Arbeitsunfähigkeit überzeugt ist oder gar ein unheilbares Siechtum befürchtet. Die Furcht, seine Rente ganz oder teilweise zu verlieren, bringt es auch oft mit sich, daß der Verletzte in dem Arzte, der seinen Zustand zu beeinflussen sucht, oft in erster Linie ein Werkzeug der Berufsgenossenschaft sieht und sich infolgedessen ablehnend gegen ihn und seine Behandlungsversuche verhält, die natürlich unter diesen Umständen erfolglos bleiben müssen.

Der geschilderte Entwicklungsgang trifft bei der Mehrzahl der Fälle zu. Daß auch andere Entstehungsarten möglich sind, lehren die allerdings seltenen Fälle von Unfallneurosen nach nicht entschädigungspflichtigen Verletzungen.

Auslösende Ursache einer Unfallneurose kann bei entsprechender Veranlagung jeder Unfall sein, gleichgültig, auf welche Stelle des Körpers er einwirkte, ob er leicht oder schwer war. Besonders häufig werden die Erkrankungen allerdings nach Kopfverletzungen beobachtet, in diesen Fällen ist aber besondere Vorsicht bei der Beurteilung geboten, weil sich organische Veränderungen besonders nach schweren Erschütterungen oft nicht mit Sicherheit ausschließen lassen. (Vgl. S. 87, Kommotionsneurosen.)

Seelische Erschütterungen lösen nicht selten Neurosen aus. Die vielfach vertretene Anschauung, daß der Schreck bei der Verletzung in allen Fällen für die Entstehung der Erkrankung entscheidend sei („Schreckneurose"), kann aber nicht als zutreffend anerkannt werden, weil sich nicht selten schwere Neurosen an Unfälle anschließen, die sicher nicht mit einem irgendwie nennenswerten Schrecken einhergingen.

Nach schweren Verletzungen entwickeln sich zwar oft auch schwere Neurosen, eine Abhängigkeit in diesem Sinne besteht aber nicht. Vielmehr können auch leichte Unfälle zu hochgradigen nervösen Störungen führen.

Die Beurteilung von Unfallneurosen ist, wie nochmals betont sei, nur auf Grund längerer Beobachtung in einer geeigneten Anstalt möglich. Vorbedingung für ihre Diagnose ist Ausschließung organischer Erkrankungen auf Grund sorgfältigster Untersuchung aller Organe. Finden sich organische Störungen, so bleibt zu prüfen, ob sie allein die geklagten Beschwerden erklären oder ob nicht gleichzeitig noch eine Neurose besteht. Denn Vorkommen von solchen neben organisch bedingten Verletzungsfolgen ist nicht selten.

Das **Krankheitsbild** der Unfallneurosen ist außerordentlich mannigfaltig.

Klagen über Kopfschmerzen und Schwindel finden sich fast in jedem Falle, nach Kopfverletzungen stehen sie meist im Vordergrund. (Über die Bedeutung von Schlagaderveränderungen für die Folgen von Kopfverletzungen vgl. S. 97.)

Schmerzen in den verletzten Körperteilen werden fast immer angegeben. Ihre Art und Stärke wird sehr verschieden geschildert, so daß es keine unangenehme Empfindung gibt, die nicht gelegentlich von einem solchen Kranken geklagt würde. Manchmal werden die Beschwerden angeblich durch Bewegungen verschlimmert und führen dann nicht selten zu regelwidriger Haltung und Versteifung des betreffenden Körperteiles, so daß z. B. eine Gelenkerkrankung vorgetäuscht werden kann. Störungen im Bereich der Kreislaufsorgane werden bei einigermaßen schweren Unfallneurosen selten vermißt, im besonderen finden sich fast regelmäßig Erscheinungen, die auf eine Übererregbarkeit des Herz- und Gefäßnervensystems hinweisen Diese Erscheinungen sind als objektive Krankheitserscheinungen für die Beurteilung besonders wichtig (vgl. S. 111).

Von diagnostisch ausschlaggebender Bedeutung sind Störungen im seelischen Verhalten der Kranken, die in den verschiedensten Graden auftreten können. In der Mehrzahl der Fälle beschränken sie sich auf leichte Verstimmungen, in seltenen Fällen können sie sich aber zu schweren melancholischen Zuständen steigern, wie sie besonders Oppenheim zuerst beschrieben hat. Gleichzeitig besteht oft eine gesteigerte Erregbarkeit gegenüber äußeren Eindrücken, Neigung zum Weinen usw., und Angstzustände, für deren Art vielfach das Unfallsereignis bestimmend ist (Höhenschwindel nach Sturz von Gerüsten, Furcht vor Eisenbahnfahrten nach Eisenbahnunglücken usw.). Fast immer wird über allgemeine Mattigkeit und Schlaflosigkeit geklagt, oft über Gedächtnisschwäche. Schwäche der gesamten Muskulatur oder einzelner Muskelgruppen wird häufig behauptet. Endlich sind Klagen über Störungen der Harnentleerung, z. B. über vermehrten Harndrang, oder über Störung der geschlechtlichen Potenz nicht selten.

Bei der **Untersuchung** fällt bei sehr vielen Unfallnervenkranken eine schlaffe, energielose Haltung und ein eigenartiger gespannter, wehleidiger Gesichtsausdruck auf, der den geübten Untersucher schon oft auf die Diagnose hinlenken kann. Die Sprechweise und das Verhalten des Kranken bei Aufnahme der Vorgeschichte ist je nach der vorherrschenden Stimmung langsam, leise und matt oder hastig und erregt, auch wohl stotternd. Der Ernährungszustand bleibt meist gut, nur selten tritt in schweren Fällen ein stärkerer Gewichtsverlust ein. Sog. Degenerationszeichen scheinen nicht selten zu sein, ihr diagnostischer Wert bedarf aber noch weiterer Prüfung und wird sicher vielfach überschätzt.

Die Untersuchung des Nervensystems ergibt in sehr vielen Fällen als wichtiges objektives Zeichen Steigerung einzelner oder aller Sehnen- und Knochenhautreflexe, die gelegentlich ziemlich erheblich sein kann. Selbst Fußzittern (Fußklonus) ist in seltenen Fällen beobachtet worden. Die Hautreflexe können gelegentlich herabgesetzt sein oder fehlen, eine Erscheinung, die sich meist im Bereiche einer Empfindungsstörung findet.

Auf das Fehlen des Rachen- und Würgreflexes ist besonders von französischen Untersuchern großer Wert gelegt worden, unseres Erachtens mit Unrecht, da diese Reflexe auch bei Gesunden nicht selten fehlen.

Auf dem Gebiete des Bewegungs- und Empfindungsvermögens können sich die mannigfaltigsten Störungen entwickeln, von einfacher Schwäche der Muskeln bis zu völliger hysterischer Lähmung und schwerer Kontraktur, von leichten Gefühlsabstumpfungen bis zu völliger Aufhebung jeder Empfindung, kurz alle Erscheinungen, denen wir auch bei nicht durch Unfall hervorgerufenen hysterischen Zuständen begegnen. Auch Zittern kann in jeder Form auftreten, von leichtem, feinschlägigem Zittern der ausgestreckten Hände bis zu schwerem Schütteln des ganzen Körpers. Hysterische Krampfanfälle kommen nicht selten vor.

Das Rombergsche Zeichen wird gelegentlich gefunden, aber auch sehr oft vorgetäuscht (vgl. S. 14). Druckempfindlichkeit an den verletzten Teilen wird, bald in stärkerem, bald in schwächerem Maße, fast regelmäßig angegeben, manchmal auch an anderen Körperstellen, z. B. der Wirbelsäule. Die Untersuchung auf gewisse Druckpunkte, Ovarie, Mammillarpunkte usw., ist nach unseren Erfahrungen diagnostisch nahezu wertlos.

Klagen über Abnahme des Seh- und Hörvermögens oder über Reizzustände an Augen und Ohren (Flimmern, Ohrensausen) sind häufig und machen fachärztliche Untersuchung nötig. Konzentrische Einengung des Gesichtsfeldes, besonders auch in Form des sog. röhrenförmigen Gesichtsfeldes, wird von manchen Untersuchern für ein wichtiges Zeichen gehalten, läßt unseres Erachtens aber keine einwandfreien Schlüsse zu.

Besonders eingehend sind die Kreislaufsorgane zu prüfen. Man beobachtet Blutwallungen zum Kopf (Kongestionen), schnellen Wechsel der Gesichtsfarbe bei erregten Kranken, auffallende Kühle und bläuliche Färbung der Hände und Füße (Akrocyanose) bei hypochondrisch verstimmten und ganz besonders oft Beschleunigung und Übererregbarkeit des Pulses. Die letztere kann sich sowohl bei körperlichen Bewegungen wie bei seelischer Erregung geltend machen und wird nach den S. 53 angegebenen Grundsätzen geprüft. Wichtig ist auch die Feststellung der Pulszunahme beim Übergang von der Rückenlage zum Stehen, die bei Neurosen auffallend hoch sein kann. Abnahme der Pulszahl beim Bücken kommt auch bei Gesunden vor und ist deshalb kaum verwertbar. Der Einfluß von Erregungen kommt in mannigfacher Weise zum Ausdruck. Fragen nach dem Unfall haben z. B. oft beträchtliche Pulsbeschleunigungen zur Folge und vielfach fällt auf, daß allein die Anwesenheit des begutachtenden

Arztes pulsbeschleunigend wirkt. In solchen Fällen ergibt sich regelmäßig eine sehr viel geringere Pulszahl bei Zählung z. B. durch die Stationsschwester.

Feststellung von Blutdruckänderungen nach körperlicher Bewegung kann nach eigenen Untersuchungen wertvolle Hinweise betreffs der Leistungsfähigkeit der Kranken geben. Mißt man den Blutdruck zunächst nach längerem ruhigen Sitzen und dann wieder, nachdem der Kranke einige Male schnell im Zimmer umhergegangen ist, so findet man bei Gesunden keine oder nur eine ganz unbedeutende Erhöhung des systolischen Drucks (um weniger als 10 mm Quecksilber nach Riva-Rocci), bei Nervösen und anderen Kranken dagegen manchmal erhebliche Zunahmen. Anstieg des Druckes um mehr als 15 mm ist als Zeichen von Übererregbarkeit anzusehen. (Bzgl. des Vorgehens im einzelnen vgl. Münch. med. Wochenschrift 1913, Nr. 4.)

Hohen Graden von Schreibhaut (Dermographie) begegnet man zwar auch bei Unfallkranken, das Zeichen ist aber diagnostisch nicht verwertbar, weil es auch bei völlig Nervengesunden vorkommt. Geringere Grade, d. h. mäßige Rötung der Haut, beim Bestreichen mit einem stumpfen Gegenstand („Reizrötung"), fehlen bei normaler Haut Gesunder fast nie.

Störungen im Bereich der Verdauungsorgane unter dem Bilde der nervösen Dyspepsie sind nicht selten, auch nervöses Erbrechen kommt vor. Stuhlträgheit wird besonders bei deprimierten Kranken beobachtet.

Die **Diagnose** auf eine der Unfallneurosen darf gestellt werden, wenn durch die Beobachtung und die Untersuchung der Nachweis erbracht ist:

1. daß organische Erkrankungen auszuschließen sind oder doch nur einen Teil der Klagen des Kranken begründen;
2. daß die Klagen des Kranken glaubwürdig sind und daß Erscheinungen bestehen, die für das Vorhandensein einer nach den üblichen Grundsätzen näher zu bezeichnenden Neurose sprechen;
3. daß anderweitige Ursachen für eine Neurose nicht vorliegen;
4. daß sich die Erkrankung im zeitlichen Anschluß an einen Unfall entwickelt hat.

Die Forderung der Ausschließung anderer Ursachen ist oft nicht leicht zu erfüllen. Bei allen Kranken, bei denen starke Übererregbarkeit des Herzens besteht, ist besonders nach Alkohol- und Tabakmißbrauch zu forschen, wofür oft auch die Beobachtung Anhaltspunkte liefert.

Da jeder Unfall eine Neurose auslösen kann, wird selten die Art des Unfalles zur Ablehnung des ursächlichen Zusammenhanges berechtigen. Immerhin sind aber Fälle, in denen sehr leichte Unfälle zu schweren Zuständen von Nervenschwäche geführt haben sollen, stets verdächtig und müssen besonders genau bezüglich anderer Ursachen geprüft werden. Finden sich solche, so muß ihnen oft mit überwiegender Wahrscheinlichkeit die wesentliche Schuld an der Entstehung des Leidens zugeschrieben werden. Diese Fälle stellen den Gutachter aber oft vor besonders schwierige Aufgaben, da z. B. eine nervöse Schwäche infolge Alkoholismus sehr wohl durch einen Unfall verschlimmert werden kann, anderseits aber leichte, nicht entschädigungspflichtige Unfälle bei Alkoholikern meist ohne jede ungünstige Folge bleiben.

Der zeitliche Zusammenhang mit dem Unfalle ist in den meisten Fällen sehr eng, indem sich die ersten Erscheinungen im unmittelbaren Anschlusse an die der Verletzung folgenden Störungen entwickeln, jedoch kommt es auch vor, daß sie erst nach Ablauf einiger Zeit entstehen. In solchen Fällen ist besonders zu prüfen, ob sich die Neurose tatsächlich als Folge der Verletzung selbst oder lediglich als Folge des Rentenkampfes darstellt. Diese Entscheidung kann bedeutungsvoll sein, weil in Fällen, in denen der Kampf um eine zu Unrecht geforderte Rente zur Entstehung der Neurose führte, in denen es sich also um eine reine „Rentenneurose" handelte, vom Reichsversicherungsamt die Entschädigungsansprüche abgelehnt worden sind.

Erschwerend für die Beurteilung vieler bei Unfallneurosen angegebener oder beobachteter Krankheitserscheinungen ist der Umstand, daß sie auch willkürlich hervorgerufen oder gesteigert werden können.

Eine gewisse Neigung zu Übertreibung gehört zu dem Krankheitsbilde der Neurosen, da der Kranke nicht nur seine Beschwerden lebhafter empfindet als ein Nichtnervöser, sondern sie auch gerne dem Arzte mit düsteren Farben schildert. Außer dieser unbewußten Übertreibung begegnen wir aber, wie im Gegensatze zu der Anschauung besonders mancher psychiatrischer Gutachter nochmals betont werden muß, auch recht häufig bewußter und beabsichtigter Übertreibung oder Vortäuschung einzelner Erscheinungen, während allerdings völlige Simulation des ganzen Krankheitsbildes selten nachzuweisen ist.

Bereits in der Einleitung (S. 12) wurde auf einige Maßregeln hingewiesen, deren Anwendung vor Täuschungen schützen kann. Es würde zu weit führen, auf alle in dieser Richtung brauchbaren Proben und ihre Bewertung einzugehen; nur auf einige Beispiele sei kurz verwiesen.

Der Untersuchte, der bei der Kraftprüfung eine Schwäche vortäuschen will, spannt auf Aufforderung, gegen einen durch die Hand des Arztes ausgeübten Widerstand eine bestimmte Bewegung auszuführen, nicht nur die dabei in Tätigkeit tretende Muskelgruppe an, sondern auch die entgegengesetzt wirkende (paradoxe Kontraktion der Antagonisten v. Hösslins). Wird der Widerstand plötzlich aufgehoben, so bleibt das Glied in der betreffenden Stellung stehen, während es bei voller Kraftanwendung in der dem Widerstande entgegengesetzten Richtung eine Strecke weit fortschnellt. Vorsicht bei der Beurteilung des Ergebnisses dieser Probe ist geboten, weil unzweckmäßige Innervation bei hysterischen Schwächezuständen, wenn auch nicht die gleichen, so doch ähnliche Folgen haben könnte.

Folgt bei Aufforderung, einem Gegendruck Widerstand zu leisten, trotz kräftigster Muskelanspannung das betreffende Glied jedem leichtesten Drucke, so ist das für Übertreibung beweisend. Manchmal wird sogar unter diesen Umständen die Bewegung noch fortgesetzt, wenn der Druck ganz aufgehört hat, die Hand des Untersuchers aber noch an gleicher Stelle liegt.

Auffallender Wechsel der am Kraftmesser erzielten Werte ist in der gleichen Richtung verdächtig, besonders wenn bei einer mit ganz kurzen Pausen vorgenommenen Untersuchung bald niedrige, bald hohe Werte erzielt werden (z. B. 30, 5, 70, 10 kg). Wird völlige Lähmung eines Gliedes vorgetäuscht, so fällt es nach dem Aufheben manchmal nicht einfach auf die Unterlage zurück, sondern wird mit Kraft heruntergeschlagen. Auch fällt es nicht selten in einer Richtung, die nicht mit der durch das Gesetz der Schwere vorgeschriebenen übereinstimmt.

Wichtig ist bei einseitiger Schwäche oder Lähmung die Beachtung der Umfangsmaße, da bei hochgradiger oder völliger Unbrauchbarkeit eines Armes oder Beines im Laufe der Zeit wohl immer eine Abmagerung eintritt. Starke Schwielenbildung auf der Fläche seit langer Zeit „gebrauchsunfähiger" Hände oder Füße läßt die Angaben unglaubwürdig erscheinen.

Unbemerkte Beobachtung bringt manchmal überraschende und für die Beurteilung entscheidende Tatsachen ans Licht. So kann man erleben, daß „Kranke", die sich im Krankenhause oder in der Sprechstunde des Arztes mühsam an Stöcken oder Krücken fortschleppen, auf der Straße flott und ohne Stütze gehen, wenn sie sich unbeobachtet glauben, daß solche, die wegen Zitterns angeblich kaum ihren Namen schreiben können, heimlich Briefe an ihre Angehörigen schreiben, ohne daß man der Schrift eine Störung anmerkt usw. Kranke, die angeblich „keinen Augenblick" schlafen, werden häufig während der ganzen Nacht oder doch während eines großen Teiles schlafend gefunden. Bei Beurteilung dieses Widerspruches ist allerdings zu beachten, daß Unterschätzung der tatsächlichen Schlafzeit bei nervösen Menschen auch ohne die Absicht der Täuschung nicht selten ist.

Oft erweist sich die Augen- und Ohrenuntersuchung als wichtig für den Nachweis der Übertreibung, weil für diese Organe recht gute und einwandfreie Simulationsproben (Spiegelschrift usw.) zur Verfügung stehen.

Man hüte sich auf Grund eines einzelnen Untersuchungsergebnisses Übertreibung anzunehmen, prüfe vielmehr häufig in möglichst wechselnder Weise und nach verschiedenen Verfahren. Erst wenn mehrfache Beweise vorliegen, die eine andere Deutung nicht zulassen, entschließe man sich zu einer entsprechenden Äußerung im Gutachten, da fälschliche Annahme von Übertreibung den Kranken mit Recht erbittert.

Genauere Angaben über die Art, wie der Nachweis der Übertreibung erbracht wurde, werden im Gutachten im allgemeinen besser vermieden, da sie dem Verletzten und anderen die Möglichkeit bieten, bei späteren Beobachtungen den gemachten „Fehler" zu vermeiden.

Die **Abschätzung der Erwerbsfähigkeit** bei Unfallneurosen ist eine manchmal recht schwierige Aufgabe. Sie darf sich nicht zu sehr auf die Klagen des Verletzten stützen, sondern muß auf Grund des bei genauer Beobachtung gewonnenen Gesamteindrucks sowie der tatsächlich vorhandenen Störungen erfolgen. Gewährung hoher Renten auf Grund im wesentlichen subjektiver Beschwerden schädigt die Kranken, weil sie dadurch im Glauben an die Schwere ihres Zustandes bestärkt und von der Aufnahme regelmäßiger Beschäftigung, die sich als wichtigstes Heilmittel erwiesen hat, abgehalten werden. Vollrente kommt wohl nur ganz selten in schwersten Fällen in Frage.

Besondere Rücksicht ist auf die Erregbarkeit des Pulses und auch des Blutdruckes zu nehmen (vgl. S. 107). Je stärker sie ausgeprägt ist, je mehr bedarf der Kranke der Schonung, da schwere Arbeit die Reizbarkeit der Herznerven erhöhen würde.

Aber selbst hochgradige Übererregbarkeit, z. B. Ansteigen des Pulses auf 40 Schläge in der $^1/_4$ Minute nach Ersteigen einer etwa 30stufigen Treppe, bedingt noch keineswegs völlige Erwerbsunfähigkeit, weil der Kranke ohne Schaden Arbeiten im Sitzen ausführen kann. Hysterische Lähmungen und Kontrakturen und ähnliche Erscheinungen sind nach den in der Einleitung skizzierten Grundsätzen einzuschätzen.

Besonders auf Grund der Erfahrungen im Ausland (Schweiz), wo mit der Kapitalabfindung bei Unfallneurosen sehr günstige Erfahrungen gemacht wurden, ist von manchen Gutachtern grundsätzliche Durchführung dieser Art der Abfindung empfohlen worden. Wenn auch diese Forderung zu weit geht, so ist doch von der Abfindung Gebrauch zu machen, falls es die gesetzlichen Bestimmungen in dem betreffenden Falle zulassen, da die endgültige Erledigung des Rentenverfahrens sicher in einer großen Zahl von Fällen günstig wirkt.

Nach **Verletzung durch Blitzschlag oder Starkstrom** finden sich nicht selten außer reinen Neurosen Krankheitsbilder, die sich aus organischen und funktionellen Störungen zusammensetzen. Auch nach **Hitzschlag** können sich ähnliche Mischformen entwickeln. Der ursächliche Zusammenhang der Erkrankung mit dem Unfalle ist in derartigen Fällen meist leicht nachweisbar, dagegen bietet die für die Abschätzung der Erwerbsfähigkeit wichtige Entscheidung, inwieweit die Beschwerden organisch bedingt oder funktionell sind, oft beträchtliche Schwierigkeiten.

Epilepsie
(Fallsucht).

Nach schweren Kopfverletzungen in Erscheinung tretende **Jacksonsche oder Rindenepilepsie** ist meist unschwer als Unfallfolge erkennbar, wenn anderweitige, von dem Unfalle unabhängige Ursachen (Geschwülste usw.) auszuschließen sind. Verletzungsspuren in der Gegend der Zentralwindungen der erkrankten Seite erhöhen die Wahrscheinlichkeit eines Zusammenhanges.

In allen Fällen von Epilepsie, in denen die Krämpfe nicht der Jacksonschen Form entsprechen, ist die Sicherheit der Beurteilung fast ausschließlich von der Genauigkeit der Vorgeschichte abhängig. Denn wenn ein Verletzter, bei dem früher keine sicheren Zeichen von Epilepsie, auch keine Schwindelanfälle, Ohnmachten, nächtliches Einnässen oder ähnliche verdächtige Erscheinungen bestanden haben, bald nach einer schweren Kopfverletzung oder einer schweren allgemeinen Erschütterung an epileptischen Anfällen erkrankt, so muß die Möglichkeit und bei hinreichender Glaubwürdigkeit der Angaben über den früheren Gesundheitszustand auch die Wahrscheinlichkeit eines Zusammenhanges der Anfälle mit der Verletzung anerkannt werden. Treten deutliche Anfälle erst längere Zeit nach der Verletzung ein, so wird er unwahrscheinlich, es sei denn, daß Erscheinungen von seiten des Gehirns oder Erscheinungen, die als „epileptische Äquivalente" gedeutet werden können, die Überleitung bilden.

Fälle, in denen die Kopfverletzung als ausschließliche Ursache der Epilepsie anzusehen ist, sind jedenfalls außerordentlich selten. Meist handelt es sich um Menschen, die durch erbliche Belastung, Alkoholismus usw. eine Neigung zu Epilepsie besitzen und bei denen die Erkrankung nur durch einen Unfall ausgelöst wurde.

Daß in der Abhängigkeit von der Vorgeschichte für die Begutachtung eine erhebliche Fehlerquelle liegt, ist klar. Nur durch sorgfältigste Nachforschungen kann ihre Wirkung einigermaßen ausgeglichen werden, aber Täuschungen sind trotzdem nicht immer mit ausreichender Sicherheit zu vermeiden. Auch bezüglich der Annahme einer echten Epilepsie ist Vorsicht geboten. Falls nicht Anfälle einwandfrei ärztlich beobachtet sind, ist auf Krankenhausbeobachtung zu bestehen.

In seltenen Fällen ist Epilepsie auch nach anderen Schädigungen beobachtet worden. Durch Kohlenoxydvergiftung kann ein Anfall unmittelbar ausgelöst werden oder die Krankheit kann im späteren Verlauf als Folge organischer Gehirnveränderungen entstehen. Starkstrom-

oder Blitzverletzungen kann sie ebenfalls unmittelbar oder auch erst nach Tagen oder Wochen folgen. Endlich ist anzuerkennen, daß sehr heftige Schreckwirkungen, die von Erscheinungen psychischen Schocks (Ohnmacht, Zittern usw.) begleitet waren, Epilepsie auslösen können mit Eintritt der ersten Anfälle innerhalb von Stunden oder Tagen.

Verschlimmerung einer bestehenden Epilepsie durch Kopfverletzung oder die übrigen vorstehend erwähnten Einwirkungen sind möglich, und zwar können sich im Anschlusse daran die Anfälle häufen oder bis dahin leichte Anfälle schwere Formen annehmen. Auch in diesen Fällen ist genaue Feststellung des früheren Gesundheitszustandes des Verletzten für die Beurteilung ausschlaggebend.

Eine Sonderstellung nimmt die sog. **Reflexepilepsie** ein, die ihre Ursache in einer peripheren Verletzung haben soll. Es sind einerseits Fälle beschrieben worden, in denen kurze Zeit nach einer solchen Anfälle auftraten, und anderseits solche, in denen sie von einem durch eine Narbe usw. gereizten Hautnerven aus auf reflektorischem Wege ausgelöst worden sein sollen. Wenn wir auch nicht so weit gehen, wie manche Untersucher, die das Vorkommen dieser Form der Epilepsie ganz ablehnen, so ist doch, besonders auf Grund der Kriegserfahrungen, anzuerkennen, daß die Fälle zum mindesten außerordentlich selten sind. Bei ihrer Diagnose ist deshalb große Zurückhaltung geboten. Bei nicht wenigen hierher gerechneten Beobachtungen hat es sich anscheinend um hysterische Zustände gehandelt, die irrtümlich als epileptisch gedeutet wurden.

Voraussetzung für die Annahme einer Reflexepilepsie ist der durch ärztliche Beobachtung erbrachte Nachweis, daß es sich tatsächlich um epileptische Anfälle handelt. Die Angabe des Kranken, daß der Anfall mit einer Empfindung im verletzten Körperteil beginne, genügt nicht zur Sicherung der Diagnose. Außerdem ist zu verlangen, daß der erste Anfall unmittelbar oder doch nur ganz kurze Zeit nach der Verletzung eingetreten ist oder daß er sich durch Reizung der Narbe auslösen läßt, und daß endlich das frühere Bestehen von Anfällen und das Vorliegen anderer Ursachen epileptischer Anfälle, z. B. von Alkoholmißbrauch, Lues, Gehirnleiden, auszuschließen sind.

Schüttellähmung
(Paralysis agitans, Parkinsonsche Krankheit).

Es ist üblich, die Schüttellähmung den Neurosen zuzurechnen, und diese Einreihung ist berechtigt, solange die Ursachen der Erkrankung nicht endgültig geklärt sind. Es steht jetzt fest, daß organische Veränderungen in den zentralen Ganglien die Erscheinungen hervorrufen können („striärer Symptomenkomplex“), dagegen ist die Annahme von Veränderungen in den Nebenschilddrüsen noch nicht genügend begründet.

Für die unfallrechtliche Beurteilung bietet besonders im Beginn der Erkrankung hysterisches Zittern oft Schwierigkeiten. Echte Schüttellähmung darf deshalb nur angenommen werden, wenn entweder das Zittern in der kennzeichnenden Form des Pillendrehens auftritt oder außer dem Zittern als beweisende Erscheinungen die Muskelsteifigkeiten mit ihren Folgen vorhanden sind.

Es läßt sich nicht bestreiten, daß heftige seelische Erregungen, Schrecken, Angst usw. die Schüttellähmung auszulösen vermögen, und auch erhebliche Unfälle anderer Art, besonders Kopfverletzungen, können anscheinend ähnlich wirken. Dagegen ist bei leichteren Verletzungen der Gliedmaßen ohne erhebliche Schreckwirkung der Zusammenhang sehr zweifelhaft und es ist hier besonders daran zu denken, daß der Verletzte durch den Unfall auf die bis dahin unbemerkt gebliebenen Anfangserscheinungen der Erkrankung aufmerksam gemacht wurde. Die Dauer des Zeitraumes zwischen Unfall und Beginn der Erkrankung betrug meist 4—6 Wochen. Kürzere Zeiträume schließen den Zusammenhang wohl nicht aus, wesentlich längere machen ihn unwahrscheinlich, wenn nicht etwa der Unfall eine langdauernde infektiöse Erkrankung oder heftige Erregungen zur Folge hatte und diese die Entstehung vermitteln. Die in einigen Fällen gemachte Annahme, daß eine jahrelang nach einem Unfall aufgetretene Schüttellähmung noch als dessen Folge zu betrachten sei, ist nicht als zutreffend anzuerkennen.

Je jünger der Kranke ist, desto eher wird man einen ursächlichen Zusammenhang mit einem Unfall anerkennen dürfen, während bei Kranken im höheren Alter immer der Einwand gemacht werden kann, daß sich auch ohne den Unfall das Leiden etwa zu der gleichen Zeit entwickelt haben würde.

Sachverzeichnis.

FSC
www.fsc.org
MIX
Papier | Fördert gute Waldnutzung
FSC® C083411

Zeitfracht Medien GmbH
Ferdinand-Jühlke-Straße 7
99095 Erfurt, Deutschland
produktsicherheit@kolibri360.de